cahiers libres

Cet ouvrage a été édité sous la responsabilité de Jean-Paul Deléage, directeur de la revue *Écologie et politique*, et avec la participation de Danielle Noël.

Arnaud Apoteker

Du poisson dans les fraises

Notre alimentation manipulée

ÉDITIONS LA DÉCOUVERTE
9 *bis*, rue Abel-Hovelacque
PARIS XIIIe
1999

Remerciements

Les encouragements à entreprendre et terminer ce travail ont été trop nombreux pour que je puisse remercier ici tous ceux qui m'ont aidé, et je vais certainement commettre de nombreuses injustices et de nombreux oublis dans la liste suivante. Qu'il me soit pardonné.

Les personnes suivantes, en particulier, ont été importantes pendant la rédaction de cet ouvrage : Danielle, qui m'a constamment encouragé et permis de continuer aux pires moments de découragement ; et Jean-Paul, pour sa relecture courageuse ; l'association Greenpeace, qui m'a permis matériellement d'avancer sur ce travail, en particulier Pénélope, qui a compris l'importance pour moi de réaliser ce livre, et Laurent et son imprimante ; Isabelle et Benedikt, pour leur connaissance des enjeux scientifiques et politiques ; Pierre, Pauline et Noémie, qui m'ont permis de terminer cet ouvrage dans le calme d'une demeure de montagne ; Monique, pour son aide toujours sollicitée en urgence ; enfin, Josyane, Adrien et Nicolas, qui ont bien voulu supporter de longs moments d'absence et de négligence pendant que je m'efforçais d'avancer la rédaction laborieuse de ce travail.

De nombreux autres collègues et amis…

Catalogage Électre-Bibliographie

APOTEKER, Arnaud
Du poisson dans les fraises : notre alimentation manipulée. – Paris : La Découverte, 1999. – (Cahiers libres)
ISBN 2-7071-3031-1

Rameau :	organismes transgéniques : évaluation du risque
	plantes transgéniques : effets physiologiques
	animaux transgéniques : effets physiologiques
Dewey :	660.3 : Technologie chimique et techniques connexes. Génie génétique
	613.2 : Hygiène. Hygiène de l'alimentation. Diététique. Régimes
Public concerné :	Tout public

Introduction

La maladie de la « vache folle », liée à l'alimentation des bovins avec des carcasses de moutons, l'utilisation dans les élevages des hormones laitières et de croissance, objet d'âpres discussions entre les États-Unis et l'Union européenne, les antibiotiques utilisés dans les élevages intensifs, les plantes génétiquement manipulées que l'on s'apprête à imposer dans la plupart des denrées alimentaires inquiètent légitimement les consommateurs. Mais, au-delà des craintes face aux nouveaux risques alimentaires dont nous commençons à prendre conscience, nous voici profondément mal à l'aise. En effet, ces pratiques constituent les symboles les plus visibles de l'escalade dans la manipulation de l'une de nos activités les plus intimes, l'alimentation.

Les percées récentes dans le domaine du vivant, comme les clones Dolly et Polly, la grenouille qui « pousse » sans tête, les animaux modifiés génétiquement pour servir de pièces de rechange pour greffes humaines, les plantes transgéniques représentent l'instrumentalisation de la nature et des animaux. Ainsi pouvons-nous réaliser à quel point les possibilités techniques d'accès aux mécanismes intimes du vivant vont prochainement conférer à l'espèce humaine d'extraordinaires pouvoirs de création.

Notre angoisse est donc compréhensible lorsque ces deux éléments de la modernité se rencontrent. Le génie génétique appliqué à l'alimentation touche en effet à deux composantes particulièrement sensibles de notre humanité, ce qui nous nourrit dans la chair et dans l'esprit, deux composantes indispensables, le besoin de s'alimenter et le respect de la vie.

Le génie génétique est une révolution qui gagne silencieusement nos assiettes. Il fait moins peur que le développement du nucléaire et il est peu probable qu'il déclenche une catastrophe aussi soudaine et brutale que Tchernobyl. Mais les efforts conjugués des biologistes moléculaires qui créent, tels des docteurs Frankenstein, de nouveaux organismes vivants et de l'industrie agrochimique et agroalimentaire, qui les lâche dans la nature, risquent d'aboutir à une pollution d'un type nouveau, une pollution génétique dont la caractéristique principale est la totale irréversibilité.

Le génie génétique permet de créer de nouveaux organismes vivants en empruntant des gènes à n'importe quel autre organisme. Il brise la barrière entre espèces et entre règnes et s'impose dans le processus évolutif de la planète en s'attaquant aux mécanismes mêmes de la vie. L'homme possède maintenant les outils qui lui permettent, s'il n'y prend garde, de transgresser l'ordre de la nature qui s'est constitué durant 3,5 milliards d'années. Il est désormais en mesure de créer de nouvelles espèces au nom d'un développement économique dicté par les plus grandes multinationales, qui s'arrogent le droit d'utiliser le consommateur comme cobaye d'une expérience grandeur nature.

Le soja et le maïs sont présents dans plus de 60 % des aliments transformés, dans des dizaines de milliers de produits courants, tels les biscuits, la margarine ou les crèmes glacées, sous forme de lécithine de soja ou d'amidon de maïs. Les premières importations en Europe de soja et de maïs transgéniques datent de 1996. Elles ont provoqué l'émoi et la colère des associations de consommateurs et des écologistes, mais risquent malheureusement de n'être que les signes avant-coureurs d'une transformation radicale de notre alimentation et de notre conception des rapports de l'humanité avec la nature et la vie.

Il s'agit dans cet ouvrage de cerner au plus près l'actualité scientifique autour des aliments transgéniques et de dresser un tableau de la situation actuelle de l'utilisation des organismes génétiquement modifiés (OGM) dans notre alimentation, en montrant qu'elle pourrait affecter cet élément vital et constitutif de l'humanité, la nourriture, et créer en même temps de graves risques écologiques pour la planète*.

L'inquiétude à propos de l'alimentation (« vache folle », salmonellose, *Escherichia coli*, contamination par les pesticides, les antibiotiques et les hormones, irradiation des aliments, etc.) n'a jamais été aussi élevée. Ainsi, l'utilisation du génie génétique entre dans le cadre du débat plus vaste de la prise de contrôle du processus de production alimentaire et de la contamination généralisée de l'alimentation, de l'eau et des sols par les plus grosses entreprises mondiales de l'agroalimentaire en l'absence de volonté claire de contrôle réglementaire des diverses autorités gouvernementales.

Les manipulations génétiques ne sont pas anodines. Elles constituent des risques sérieux pour l'environnement, la santé humaine et animale, et la nature même de l'homme, dans sa relation physique et spirituelle à son environnement. Les implications des nouvelles techniques de modification du vivant et de leur application à l'alimentation, sur l'environnement, la santé humaine et la sécurité alimentaire, imposent de se poser des questions. Elles imposent de ne pas se laisser entraîner trop rapidement dans une situation irréversible sous la pression exclusive d'intérêts économiques et mercantiles.

Il est encore temps de réfléchir, de poser des garde-fous, de réglementer, avant que la situation ne soit irréversible, pour nous et pour nos enfants.

---

* On trouvera sur le site Internet de Greenpeace (http://www.greenpeace.fr) une « liste des produits alimentaires avec ou sans OGM » régulièrement mise à jour. Cette liste peut également être obtenue en écrivant à Greenpeace (21, rue Godot-de-Moroy, 75009 Paris) ou auprès de la messagerie vocale 01 53 43 85 70.

1

L'homme et l'alimentation

L'évolution du vivant

Les premières formes de vie sur terre sont apparues, pense-t-on, il y a environ 3,5 milliards d'années. Initialement, les organismes terrestres étaient unicellulaires. Les bactéries, microbes et virus du début de la vie possédaient vraisemblablement de l'ADN* [1], du moins une forme très courte d'ADN primitif, et ils constituent en quelque sorte nos ancêtres. Toutes les formes ultérieures de vie sur la planète, cette diversité biologique extraordinaire et quasi impossible à mesurer, sont dérivées de ces premières cellules, qui se sont multipliées et ont muté. L'empreinte génétique de base de tous les organismes vivants de la planète, du microbe à l'éléphant, des levures, du maïs ou du fragile edelweiss à l'homme, dérive de ces premières molécules d'ADN. Nous en conservons tous la trace dans notre patrimoine génétique.

L'évolution de la vie sur terre, depuis près de quatre milliards d'années, a consisté en une différenciation des organismes vivants qui, d'unicellulaires, sont devenus

---

1. Les astérisques se rapportent au glossaire, et les chiffres entre crochets, par exemple [1], renvoient à la bibliographie, tous deux en fin d'ouvrage.

multicellulaires et se sont séparés pour constituer des familles, variétés, espèces et règnes distincts. L'évolution est également allée dans le sens d'une complexification : les organismes vivants ont évolué et évoluent en augmentant la complexité de leur patrimoine génétique. L'être humain est aujourd'hui l'être vivant dont le génome* est le plus complexe.

La création d'espèces au cours de l'évolution, qualifiée de spéciation, se produit lorsque deux populations ont développé des barrières génétiques telles que le flux de gènes entre elles est devenu nul ou exceptionnel, à la suite de processus le plus souvent liés à l'éloignement géographique. La diversité de la vie sur terre porte le nom de biodiversité*. Très difficile à estimer et même à représenter, elle se décline à trois niveaux : génétique, spécifique et écosystémique.

Le niveau de l'espèce, la diversité spécifique, est le plus accessible à notre compréhension, mais même ce niveau est très difficile, voire impossible, à estimer. Ne fût-ce que savoir combien d'espèces ont été décrites est une gageure. Le décompte le plus couramment utilisé est celui de Wilson [1] qui comptabilise 1,4 million d'espèces décrites dans le monde. Il ne s'agit là que d'une estimation. En effet, paradoxalement, les scientifiques ne connaissent pas le nombre d'espèces connues, tout simplement parce que les bases de données ne peuvent fournir que le nombre de noms publiés ! La comparaison de ces bases de données montre que certains noms différents sont en réalité des synonymes ou bien ne correspondent pas aux bonnes espèces. Et pour certains groupes moins connus, les spécialistes ne s'entendent même pas sur ce qu'est une espèce ! Quant au nombre d'espèces décrites, il ne représente lui-même qu'une très faible proportion des espèces présentes sur la planète. L'inventaire du monde vivant est loin d'être achevé et reste au contraire largement à entreprendre, si l'on veut protéger la biodiversité, dont on commence à se rendre compte à quel point elle est précieuse pour notre propre avenir. Diverses méthodologies ont été élaborées pour estimer le nombre total d'espèces vivant sur terre, qui donnent des résultats variant de dix à cent millions d'espèces [2] !

La biodiversité se définit également en termes de diversité génétique, qui est la variabilité des populations et des individus au sein d'une même espèce. Elle aussi est extrêmement complexe à évaluer. Jusqu'à récemment, on devait se contenter de l'observation de différences portant sur des caractères visibles, comme la forme ou la couleur des organismes, ou des caractères chimiques, c'est-à-dire l'observation de caractères dits phénotypiques*. Cette méthode est peu fiable pour la détermination de la diversité génétique, car un même phénotype peut correspondre à différents génotypes*. Ainsi, une part importante de la biodiversité génétique peut ne pas être perceptible. De plus, lorsqu'on observe des différences au sein de populations, il est souvent difficile de déterminer si elles viennent du génotype ou de l'environnement. Les techniques du génie génétique devraient permettre de qualifier de façon beaucoup plus précise cette diversité génétique, car elles rendent théoriquement possible ce que l'on appelle le séquençage de l'ADN, c'est-à-dire la connaissance de la formule moléculaire des gènes*.

Enfin, le troisième niveau de la biodiversité est déterminé par la diversité des écosystèmes. Un écosystème est constitué des différentes espèces d'un milieu donné et de l'ensemble de leurs relations, entre elles et avec leur milieu physique. Un désert, une savane, un lac ou un marécage sont des exemples d'écosystèmes, qui peuvent avoir des tailles très différentes. Les écosystèmes sont en perpétuelle évolution. Un milieu donné passe par une succession d'écosystèmes : ainsi, un champ abandonné devient une prairie, une aire de broussailles, puis une forêt, caractérisée par un équilibre dynamique parfois appelé « climax ». Ce sont la diversité des écosystèmes aussi bien que la diversité à l'intérieur des écosystèmes — rarement homogènes — qui permettent la diversité des espèces et des populations.

La notion d'espèce, quoique très discutée, surtout depuis l'avènement de la biologie moléculaire et de la génétique moderne, repose sur le fait que des espèces distinctes ne peuvent se croiser sexuellement, c'est-à-dire échanger leurs gènes. La reproduction sexuée consiste à partager les gènes de l'organisme mâle et de l'organisme femelle pour donner naissance à un organisme dont le patrimoine génétique est constitué du mélange des gènes de ses géniteurs. La barrière entre espèces représente cette impossibilité d'échanger des gènes entre espèces différentes.

La transgenèse* fait voler en éclats cette barrière inter-spécifique car elle permet d'introduire des gènes de n'importe quelle espèce dans n'importe quelle autre. En cela, elle représente l'antithèse de l'évolution naturelle, qui œuvre par spéciation. Elle propose une nouvelle forme d'évolution, induite par l'homme, qui crée des nouvelles espèces en utilisant les gènes des organismes vivants comme un gigantesque Meccano, sans être en mesure d'en prévoir les conséquences potentielles sur la vie de la planète.

L'alimentation : une histoire qui se confond avec celle de l'humanité

Les difficiles débuts de la gastronomie

Les animaux et l'homme ont dû apprendre, il y a bien longtemps, par essais et erreurs, à distinguer ce qui est bon de ce qui est un poison. Il a sans doute fallu des millénaires pour que l'homme ou ses ancêtres apprennent à distinguer les plantes comestibles des autres et il est aujourd'hui impossible de se figurer si les notions de goût et de préférences gustatives faisait partie des préoccupations des ancêtres de l'homme.

La découverte et l'invention du feu représentent un saut considérable dans l'histoire de l'humanité et ont marqué son divorce d'avec les autres espèces animales. Dans le domaine de l'alimentation, le feu a permis la cuisson des aliments et un changement majeur des habitudes alimentaires. L'homme ne dévore plus ses proies toutes crues, il les cuit, et son rapport à la nourriture se modifie en conséquence. Avec ce changement, peut-être est-il possible de situer les origines les plus lointaines de la gastronomie, le plaisir de l'alimentation et les premiers rites alimentaires, à la base de l'activité sociale que représentent les repas pris en commun !

L'agriculture ensuite a permis la sédentarisation de l'espèce humaine, ou tout au moins de certaines populations, depuis une dizaine de milliers d'années, quand les premiers paysans ont ramassé les graines des plantes sauvages et ont commencé à les semer pour produire de quoi manger. L'incertitude règne sur les régions où a débuté l'agriculture, c'est-à-dire l'utilisation systématique et l'amélioration par l'homme d'espèces de plantes et d'animaux auparavant sauvages. Il paraît logique que l'agriculture soit d'abord apparue dans des régions dotées de zones écologiques diverses, où cohabitent de nombreuses variétés, permettant à l'espèce humaine les premières expériences de sélection. Selon le botaniste russe Vavilov, ces régions représentent les centres d'origine des espèces. L'agriculture s'y serait développée, en plusieurs endroits du globe indépendamment, ce qui expliquerait les différences dans les méthodes de culture, les outils et les animaux utilisés.

Au Proche-Orient, les graminées sauvages cultivées par nos ancêtres allaient donner l'orge et le blé, tandis qu'au Mexique on domestiquait le maïs, les courges, les piments et les haricots et, au Pérou, les pommes de terre.

Avec l'agriculture, l'homme ne se contente plus de cueillir les fruits de la nature ou de chasser, suivant les troupeaux dans d'incessants déplacements, mais il s'engage dans l'amélioration des plantes et la domestication des animaux, aussi bien pour l'aider que pour s'en nourrir. Des siècles d'améliorations empiriques des plantes multiplient le nombre des espèces cultivées, dont la diversité permet de limiter les risques de pénurie alimentaire en cas d'accident climatique.

Ainsi ont été patiemment sélectionnées les espèces qui s'adaptent le mieux aux conditions biogéographiques des installations humaines. De là, l'identification progressive des produits alimentaires avec la région, le pays, le coteau dont ils sont issus, les liens qui nous unissent à la terre par le biais de l'alimentation. De là, l'émergence des véritables « céréales de civilisation » correspondant aux grandes aires biogéographiques de la planète : riz, maïs, blé, etc. De là aussi, probablement, les fêtes rituelles des changements de saison dans les sociétés paysannes, où l'homme allait jusqu'à s'identifier à la plante, comme dans le cas du maïs des Mayas, ou à la terre nourricière. Les cérémonies religieuses de peuples différents sur toute la planète rappellent le caractère vivant de notre alimentation. La vie se nourrit de la vie.

L'invention de la cuiller et de la fourchette en Occident, à la Renaissance, conforte l'acte social de l'alimentation au détriment de son caractère sacré. L'homme est devenu un gourmet depuis des siècles déjà, et il développe des trésors d'imagination pour varier son ordinaire et le rendre savoureux.

L'essor de l'industrie agroalimentaire

Si on la compare aux millénaires qu'a duré l'agriculture paysanne, l'industrie agroalimentaire est historiquement très récente. Son développement date de la fin de la Seconde Guerre mondiale, en même temps que l'industrialisation et l'intensification de l'agriculture, qui ont permis son expansion rapide. Il a également été impulsé par l'exode rural et l'urbanisation liés à l'intensification agricole et à la disparition des fermes les moins performantes économiquement. Au sortir de la guerre, il fallait en Europe assurer l'autosuffisance alimentaire, donc augmenter la production alimentaire, en même temps qu'il était nécessaire de reconstruire le pays et de développer ses infrastructures. Un grand nombre de paysans, appelés à se reconvertir dans l'entreprise de reconstruction du pays, quittèrent la terre pour aller en ville.

C'est à partir des années soixante que les entreprises du secteur agroalimentaire ont généralisé les méthodes industrielles qui ont permis les traitements de transformation des produits agricoles, comme la conservation sous vide, la surgélation, etc. L'industrie agroalimentaire avait besoin de produits de plus en plus standardisés pour les transformations industrielles, poussant ainsi à l'uniformisation des espèces cultivées.

L'agriculture, qui avait transformé, selon les mots de l'écologiste Bernard Charbonneau, la nature en campagne, devient l'agro-industrie, et les paysans des exploitants agricoles, puis, avec l'avènement du génie génétique qui en est son dernier avatar, des « moléculteurs », cultivateurs de molécules [3]. En moins de deux générations humaines, les industries agrochimique et agroalimentaire ont radicalement modifié la planète, tant au niveau des paysages que des habitudes alimentaires. En transformant les fermes en usines, productrices de substances nutritives plutôt que d'aliments du terroir dont chaque paysan peut être fier, et l'alimentation en un ensemble de composés moléculaires nécessaires à la satisfaction des besoins de notre métabolisme, l'humanité se coupe progressivement du cycle de la vie.

Le consommateur est de plus en plus éloigné du mode de production alimentaire. Sa nourriture devient un produit manufacturé de moins en moins cher, qui n'a plus de lien avec le terroir, le sol, le paysan. Le poisson devient un simple rectangle dans une barquette de polyester, le poulet n'est plus qu'un pilon. Aujourd'hui, 75 % des produits alimentaires consommés par les Français proviennent d'un cycle de transformation industrielle. Les ménages français ne consacrent plus que 18 % de leur budget à la nourriture, environ moitié moins que ce qu'ils dépensaient vingt ans plus tôt.

Le consommateur en arrive à oublier que ce qu'il mange est vivant. Pourtant, en Europe peut-être plus qu'ailleurs, l'alimentation est un fait culturel et social. Elle ramène au sol qui a permis de produire la nourriture, au terroir qui lui donne sa qualité et son originalité. En aucun cas une bonne alimentation ne peut être réduite à une juste dose des composés indispensables, glucides, lipides et protides.

Guy Paillotin, président de l'INRA (Institut national de la recherche agronomique), rappelle à juste titre cette célèbre formule : « L'homme est un mammifère omnivore qui se nourrit de glucides, de lipides, de protides et d'imaginaire. Tout ce qui touche à l'alimentation entre dans un réseau extrêmement dense de significations culturelles (poids des prescriptions ou des interdits alimentaires d'origine religieuse), ce qui s'explique par le fait que depuis toujours et dans toutes les civilisations, l'alimentation concentre, représente et symbolise, plus que toute autre fonction, le rapport de l'homme à la nature [4]. »

Oublier ce rapport de l'homme à la nature, par une artificialisation croissante de l'alimentation, par la perte du lien entre l'alimentation et la nature, est lourd de conséquences, pour l'environnement, pour notre santé, et en définitive pour notre relation à nous-mêmes et au monde. L'utilisation du

génie génétique dans la production alimentaire, et en particulier pour la création de plantes et d'animaux transgéniques*, représente désormais la quintessence de
l'industrialisation et de l'artificialisation de l'agriculture et
de l'alimentation.

2

Biotechnologie, transgenèse et génie génétique

La biologie moléculaire et la génétique ont fait de tels progrès que nous pouvons désormais altérer la structure même de la matière vivante et modifier ou créer des espèces végétales ou animales. Plantes et animaux deviennent des objets manufacturés dans un laboratoire ou une unité de production, et de simples usines biologiques pour la production de substances alimentaires ou pharmaceutiques. Toute notre alimentation risque d'en être profondément modifiée, et les relations avec notre nourriture et ses origines, son mode de production, son côté vivant ne seront plus jamais les mêmes.

La biotechnologie

La biotechnologie, c'est-à-dire l'ensemble des techniques de manipulation et d'utilisation des propriétés de la matière vivante, entre autres pour la production alimentaire, n'est pas nouvelle. Elle est mise en œuvre dans la fabrication de yaourts, de fromage, de bière ou de pain. Il y a près de six mille ans, la bière était déjà connue des Sumériens de Mésopotamie, qui l'appelaient *sikaru*. L'étape de fermentation fait intervenir des levures, minuscules champignons qui consomment les sucres issus de la dégradation de l'amidon par les enzymes du malt (grains d'orge desséchés) pour fabriquer de l'alcool. Mais, de même que pour la fabrication de pain ou de fromage, l'homme utilise la matière vivante dans la production alimentaire sans avoir pour autant une connaissance scientifique des processus en jeu. Les recettes se sont ainsi transmises, inexpliquées, jusqu'aux travaux de Pasteur sur les levures, dans les années 1860.

L'amélioration variétale est également pratiquée par les agriculteurs depuis des millénaires. Les paysans n'ont eu de cesse de modeler, de façon empirique, les plantes et les animaux en fonction de leurs besoins, en les échangeant, en adaptant des mauvaises herbes apparues dans les champs cultivés, comme sans doute les ancêtres du seigle et de l'avoine. C'est ce travail d'amélioration variétale qui a permis cette prodigieuse diversité de formes, de couleurs, de goûts et d'adaptations des espèces végétales et animales aujourd'hui cultivées par l'homme. C'est lui qui, pendant les derniers siècles, a su trouver les variétés les mieux adaptées à leur terroir, et qui nous permet d'identifier si fortement un terroir avec une spécialité régionale.

Cette sélection empirique s'est peu à peu rationalisée. Dès le début du XIXᵉ siècle, les Vilmorin rassemblaient une collection importante de blés afin d'identifier et de diffuser les variétés d'élite. À la fin de ce siècle, les premiers programmes de croisements étaient réalisés. Les obtenteurs*, puis les grandes entreprises de semences ont utilisé des techniques de plus en plus sophistiquées de croisements et d'hybridation pour obtenir des espèces plus productives.

Les hybrides* sont obtenus par pollinisation contrôlée de lignées pures*. Ils doivent être reconstitués à chaque génération en repartant des lignées parentales. Cependant, la fabrication d'hybrides, qui a permis le développement de variétés à haut rendement, n'a pas eu que des effets positifs. Elle s'est progressivement accompagnée d'une perte importante d'autonomie des agriculteurs. Ces derniers se sont vus contraints d'acheter chaque année leurs semences aux obtenteurs, au lieu de les produire eux-mêmes. En effet, la caractéristique des hybrides est que leurs descendants perdent leurs qualités, ou qu'ils sont stériles. La généralisation d'hybrides à haut rendement, obligeant les agriculteurs à acheter leurs semences tous les ans, était l'une des conditions du développement de puissantes entreprises semencières. Celles-ci, grâce aux revenus procurés par la vente annuelle de semences, pouvaient investir plus massivement dans la recherche de plantes encore plus performantes et augmenter leur avance technologique sur la grande masse des agriculteurs. Ainsi, par exemple, la société américaine Pioneer, créée grâce au soutien du département américain de l'agriculture (USDA) pour fabriquer des maïs hybrides, est devenue la première entreprise semencière mondiale.

C'est grâce à la création des hybrides et des variétés à haut rendement qu'a pu se développer la « révolution verte », dont les conséquences écologiques sont considérables. À partir des idées de l'agronome Norman Borlaugh, la révolution verte a promu l'utilisation de nouvelles variétés à haut rendement, en particulier dans les pays en voie de développement, afin d'augmenter l'offre de produits alimentaires et de tenter de faire reculer la malnutrition. C'est ainsi que des riz, des blés et des maïs à haute performance ont été expérimentés en Asie, en Amérique du Sud et en Afrique. Ces espèces uniformes, cultivées en monocultures intensives, ont remplacé les centaines d'espèces, plus rustiques et donc moins productives, mais mieux adaptées aux conditions locales, utilisées auparavant. Ces plantes à haut rendement ont cependant l'inconvénient d'être plus sensibles aux aléas climatiques et aux agressions de tous ordres. Pour être performantes, elles nécessitent l'utilisation d'une machinerie lourde et sophistiquée et de quantités massives d'intrants* agrochimiques, engrais et pesticides. Elles sont ainsi responsables de la contamination chimique des sols et des eaux dans de nombreuses régions du globe. Les surfaces croissantes rendues impropres à la culture du fait de la désertification des sols posent un grave problème pour l'alimentation des générations futures. De plus, ces cultures utilisent généralement des quantités considérables d'eau, d'où des travaux d'infrastructure importants pour l'irrigation et, dans maintes régions, l'assèchement progressif des nappes phréatiques au détriment des populations locales qui manquent d'eau pour leur propre usage. Enfin, elles ont favorisé la concentration de la production agricole au profit des exploitants les plus aptes à saisir les nouvelles technologies.

Ces derniers ont pu augmenter leurs surfaces de monocultures au détriment des petits paysans, qui n'ont eu d'autre choix que de céder leur lopin de terre et gagner les bidonvilles des grandes cités à la recherche d'emplois.

Un palier considérable a toutefois été franchi lorsque l'on a pu réellement manipuler la matière élémentaire du vivant, le code génétique.

Contrairement à une idée assez largement répandue, la transgenèse*, dont l'objectif est l'amélioration des variétés de plantes ou d'animaux d'élevage, ne peut pas être comparée aux procédés d'amélioration variétale classiques. Cette dernière utilise en effet la reproduction sexuée pour créer des espèces végétales ou animales plus performantes, c'est-à-dire qu'elle ne fait que reproduire et accélérer un phénomène que la nature aurait pu produire elle-même. Les croisements se font entre variétés d'une même espèce, ou entre espèces très voisines : on mélange différentes formes des mêmes gènes (allèles), qui sont en équilibre avec le milieu dans lequel ils ont évolué. L'espèce résultant de ces croisements hérite d'un patrimoine génétique partagé en proportions égales par ses géniteurs, dans lequel les gènes se sont réassemblés collectivement, en fonction de l'ensemble des deux génomes originels et de leurs interactions avec le reste de la cellule et le milieu environnant. C'est l'expérience des milliards d'années de l'évolution et de l'adaptation de chacun des organismes parents, inscrite dans la globalité de leur génome, qui est mise en œuvre dans ces croisements.

La transgenèse

La transgenèse consiste à introduire dans le génome d'un organisme vivant des gènes d'autres espèces, plante, animal ou homme. On peut maintenant fabriquer des espèces animales ou végétales avec des gènes humains, ou insérer des gènes de virus ou de bactéries dans des plantes. Par exemple, on crée dans les laboratoires des maïs qui possèdent un gène de scorpion afin de les rendre insensibles aux attaques des insectes, ou des fraises avec des gènes de poisson pour qu'elles résistent au gel, ou encore des pommes de terre avec

EXEMPLES D'ORGANISMES TRANSGÉNIQUES
TESTÉS DANS LES LABORATOIRES
(source Greenpeace)

Organisme génétiquement manipulé	Source du gène	Objectif de la manipulation génétique
Pomme de terre	Poulet	Résistance accrue à des **maladies** des plantes
	Bombyx	Résistance accrue à des maladies des plantes
	Fausse-teigne de la cire (insecte)	Réduction des dégâts dus à la talure
	Virus	Résistance accrue à des maladies des plantes
	Bactérie	Tolérance à un herbicide
	Homme	Tolérance aux métaux lourds
Maïs	Blé	Réduction des dégâts dus aux insectes
	Luciole	Introduction de gènes marqueurs (permettent de vérifier si une opération de transgenèse a bien fonctionné)
	Bactérie	Tolérance à un herbicide
	Scorpion	Résistance aux insectes
Coton	Scorpion	Résistance aux insectes
Tomate	Carrelet (poisson)	Réduction des dégâts dus au gel
	Virus	Résistance accrue aux maladies
	Bactérie	Réduction des dégâts dus aux insectes
	Scorpion	Résistance aux insectes
	Homme	Tolérance aux métaux lourds
Tabac	Hamster chinois	Augmentation de la production de stérol
	Souris	Réduction de l'accumulation de métaux lourds dans les feuilles
	Homme	Tolérance aux métaux lourds
	Homme	Production de produits pharmaceutiques (interféron)

Organisme génétiquement manipulé	Source du gène	Objectif de la manipulation génétique
Riz	Haricot, pois	Synthèse de protéines de réserve
	Bactérie	Réduction des dégâts dus aux insectes
	Homme	Production de produits pharmaceutiques (interféron)
Melon, concombre, courge	Virus	Résistance accrue aux insectes
Tournesol	Noix du Brésil	Synthèse de protéines de réserve
Luzerne	Bactérie (choléra)	Production d'un vaccin oral contre le choléra
Laitue, concombre	Tabac, pétunia	Résistance accrue à des maladies des plantes
Brebis (appelée Tracy)	Homme	Production de protéine humaine dans le lait (traitement de patients atteints d'emphysème)
Taureau (appelé Herman)	Homme	Production de médicament antibactérien
Chèvre	Homme	Production de protéine humaine dans le lait (traitement de la mucoviscidose)
Carpe	Truite	Croissance plus rapide et plus importante
Saumon de l'Atlantique	Carrelet	Tolérance au froid
Silure	Truite arc-en-ciel	Production de l'hormone de croissance de la truite
	Saumon	Production de l'hormone de croissance du saumon
Medaka (poisson)	Luciole	Utilisation du gène luciférase de la luciole (objectif non communiqué)
Loche (poison)	Homme	Production de l'hormone de croissance humaine
Carpe	Bétail (non communiqué)	Production d'hormone de croissance pour le bétail (laboratoire chinois)

un gène humain, qui leur donnerait la faculté de pousser sur des sols contaminés aux métaux lourds.

On peut s'interroger sur l'intérêt de ces pommes de terre « antipollution », dont la consommation entraînerait sans doute l'ingestion notable de ces produits toxiques. La voie à suivre ne serait-elle pas plutôt de veiller à ne pas contaminer les sols ?

La transgenèse permet donc de construire des formes de vie que la nature n'aurait jamais pu créer sans l'homme. Le tableau ci-dessus montre quelques-unes de ces chimères qui voient le jour dans les laboratoires et qui pourraient bien être commercialisées dans un avenir proche.

Pour bien comprendre en quoi la banalisation de la production alimentaire transgénique constitue une nouvelle étape fondamentale dans notre vision du monde et de la vie, il est nécessaire d'expliquer ce qu'est la transgenèse, et tout d'abord ce que sont le code génétique et l'ADN.

L'ADN et le gène

L'ADN, ou acide désoxyribonucléique, est *la* molécule de la vie. Il a la capacité extraordinaire de se répliquer à l'identique, d'où son rôle de support de l'hérédité. Il est aussi à l'origine de toutes les réactions biologiques qui permettent le développement de la vie, ce qu'on appelle le métabolisme.

Matériel génétique commun à tous les organismes vivants, l'ADN est une longue chaîne en forme de double hélice constituée de nombreuses unités de base, appelées nucléotides, composées d'un sucre (désoxyribose), d'une base organique et de phosphate. Ces nucléotides diffèrent par les bases organiques qu'ils contiennent, qui sont pour tous les organismes vivants au nombre de quatre : adénine, thymine, cytosine et guanine. La disposition de ces quatre bases le long de la double hélice d'ADN constitue ainsi l'équivalent d'un code — le code génétique — unique pour chaque individu. Le nombre de ces bases, c'est-à-dire la longueur de la chaîne, augmente lorsqu'on passe des organismes les plus simples (bactéries, virus) aux plus complexes (mammifères supérieurs). L'information génétique contenue dans le noyau des cellules humaines comporte trois milliards de nucléotides. L'ordre des bases le long de la chaîne d'ADN varie pour chaque individu, et ce sont ces variations qui font la spécificité du « message » génétique, du code, de ce qui fait que chaque être est unique.

Chaque molécule d'ADN est incluse dans une structure linéaire, le chromosome*. Les cellules peuvent avoir un ou plusieurs chromosomes. Une cellule bactérienne en possède un seul, les cellules humaines en ont vingt-trois paires.

Un gène est un morceau d'ADN doté d'une fonction précise. Le nombre de nucléotides qui composent un gène varie de 800 à 2 millions, avec une moyenne de 2 500. Un gène peut coder pour la fabrication de l'une des milliers de protéines* présentes dans nos cellules, ou donner le signal pour sa fabrication par un autre gène. Les protéines, conséquences moléculaires du fonctionnement des gènes, sont impliquées dans toutes les réactions biochimiques du métabolisme des organismes vivants. Ce sont donc les gènes qui commandent la grande machinerie des réactions biologiques de la vie.

La longueur de la chaîne d'ADN est fonction du nombre de gènes qu'elle contient, ce nombre lui-même reflétant la complexité de l'organisme. L'ADN du chromosome bactérien a une longueur de 1,3 millimètre tandis que celui de l'homme mesure 1,8 mètre. Les organismes vivants les plus simples, les bactéries, possèdent environ 1 000 à 2 000 gènes, concentrés sur un seul chromosome, qui est une grosse molécule d'ADN circulaire. Leur unique cellule n'a pas de noyau (on les appelle des cellules procaryotes*) et leur ADN se trouve dans leur unique compartiment cellulaire. À l'inverse, les plantes et les animaux, ou même d'autres organismes unicellulaires, comme les levures, ont leurs gènes répartis en plusieurs chromosomes et concentrés dans une structure située au centre de la cellule et qu'on appelle le noyau. Ces cellules sont qualifiées d'eucaryotes [5].

Le génie génétique

Le génie génétique est un ensemble de techniques qui permettent de manipuler le matériel génétique, l'ADN. Ainsi, les généticiens et les biologistes moléculaires sont maintenant capables de couper et coller, de faire muter, copier et multiplier des gènes, et surtout de transférer des gènes entre espèces, ce qui permet de choisir des gènes précis de quasiment n'importe quelle espèce, du règne animal ou végétal, ou de bactéries, de virus, et de les insérer dans une plante. Le génie génétique est le résultat d'avancées extrêmement récentes dans le domaine de la connaissance du fonctionnement de la vie.

La génétique et la biologie moléculaire* ont connu un développement très rapide, et les bénéfices escomptés de l'application du génie génétique aux domaines de l'alimentation et de la santé poussent les multinationales de l'agrochimie et de la pharmacie à disséminer à grande échelle des plantes ou des animaux dont le patrimoine génétique a été modifié. Ces disséminations se font sans le recul scientifique nécessaire pour appréhender leurs impacts considérables sur l'environnement, la santé ou sur notre rapport à la nature et à la vie.

Une technique neuve aux conséquences inconnues :
du génie génétique au clonage

C'est en 1866 que le moine Gregor Mendel découvre les lois de l'hérédité grâce à ses expériences sur les petits pois. Ses découvertes sont restées ignorées pendant plusieurs décennies. Le génie génétique, qui s'appuie sur la connaissance moléculaire des mécanismes de transmission des caractères héréditaires, ne débute qu'un siècle plus tard.

À la fin de la Seconde Guerre mondiale, simultanément au développement de la bombe atomique, les trois chercheurs américains Oswald Avery, Colin McLeod et Madyn McCarty démontrent pour la première fois que l'ADN est le support moléculaire de la transmission de l'hérédité. Leurs travaux sur un pneumocoque* mettent en évidence le fait que certains caractères phénotypiques du pneumocoque peuvent être transmis par son ADN [4].

Mais tout ne commence réellement qu'en 1953, il y a moins de cinquante ans, lorsque deux jeunes chercheurs, l'Américain James D. Watson et l'Anglais Francis H.C. Crick, découvrent la structure en double hélice de l'ADN, qui leur vaudra le prix Nobel, et qui permet de comprendre sa réplication. Watson et Crick démontrent que la molécule d'ADN est constituée de deux brins enlacés sous forme d'une torsade hélicoïdale. Chaque brin est constitué de la succession des nucléotides. Les deux brins sont maintenus ensemble par des liaisons chimiques faibles, dites liaisons hydrogène, qui s'établissent spécifiquement entre les bases organiques adénine et thymine d'une part, cytosine et guanine d'autre part. Les deux brins sont donc complémentaires, et la connaissance de l'un donne la connaissance de l'autre. C'est grâce à ce code que la réplication de l'ADN peut avoir lieu.

Le mécanisme de réplication de l'ADN est encore clarifié avec la découverte en 1956, par Kornberg, de l'enzyme* ADN polymérase, qui permet à la double hélice d'ADN de se répliquer identique à elle-même. Le mécanisme est le suivant : les deux brins de l'ADN s'écartent pour permettre à l'ADN polymérase de se placer. En face de chaque nucléotide des brins matrices, les enzymes positionnent un nucléotide complémentaire. Quand le positionnement de tous les nucléotides est achevé, chaque brin ancien a devant lui un brin nouvellement formé. On obtient deux doubles hélices parfaitement semblables à celle qui a servi de matrice. Les gènes peuvent donc se reproduire identiques à eux-mêmes grâce à la structure particulière de leur substance, l'ADN [6].

Peu après, en 1961, les Français Jacob, Monod et Lwof élucident le mécanisme de synthèse des protéines par les gènes, en démontrant le rôle des ARN messagers dans le mécanisme de la régulation de l'opération lactose [4]. L'ARN messager, copie complémentaire du gène, transporte l'information vers les ribosomes, petits organites composés d'ARN ribosomaux et de plusieurs protéines, où elle est lue pour donner naissance à une nouvelle protéine [6]. La formule « un gène, une enzyme » a alors résumé la notion selon laquelle la structure primaire d'une protéine est directement codée par une structure primaire correspondante de l'ADN.

Ces découvertes des rôles réplicateur et bâtisseur de la molécule d'ADN ont fait penser que l'on pourrait déchiffrer le « code de la vie », que les successions d'unités de base qui forment les gènes suffiraient à expliquer comment fonctionnaient les gènes. En réalité, les phénomènes se révèlent chaque jour plus complexes : un même gène peut coder pour des protéines ayant des structures primaires et des propriétés biologiques très différentes selon les tissus d'un organisme ou selon les organismes eux-mêmes [6]. La machinerie moléculaire du vivant est d'une complexité que l'on commence à peine à entrevoir.

On s'est aperçu, par exemple, que les gènes sont séparés le long de la chaîne d'ADN par de longues suites de nucléotides dont la fonction n'est pas encore élucidée. L'ADN n'est pas seulement une succession ininterrompue de gènes ayant un rôle spécifique, il contient aussi une partie importante de nucléotides dont la fonction n'a pas encore été comprise, souvent qualifiée de parasitaire ou même d'ADN poubelle (*junk DNA*). La proportion de cet ADN incompris varie selon les organismes, mais on estime que l'utilité d'environ 70 % à 80 % des nucléotides n'a pas encore été établie. Chez les bactéries, le génome est très concentré, c'est-à-dire que presque tout l'ADN est constitué de gènes. Ce n'est pas le cas de la plupart des génomes des autres règnes. La proportion du génome qui correspond à des gènes fonctionnels ne dépasse souvent pas 5 % de la longueur totale de l'ADN des cellules chez les mammifères, ce qui signifie que 95 % de l'ADN est formé d'éléments qui ne constituent pas des gènes et dont la fonction est largement ignorée.

On a aussi remarqué que la structure primaire de cet ADN est très instable d'une génération à l'autre et l'on pense maintenant que cette partie d'ADN joue un rôle très important dans les mécanismes d'adaptation des êtres vivants aux changements de leur environnement, comme par exemple les mécanismes d'acquisition de résistance des insectes aux insecticides, et que son rôle est vraisemblablement bien plus important que ne l'enseignent les dogmes actuels de la génétique classique.

Cet ADN « parasitaire » est unique pour chaque individu. C'est cette propriété qui, à l'instar des empreintes digitales, commence à être utilisée dans les enquêtes criminelles. En effet, les nouvelles techniques d'analyse biochimique permettent de déterminer la composition de l'ADN dans des échantillons infimes de tissu biologique, cheveux, cellules de peau, gouttes de sang ou traces de sperme, et de la comparer avec des échantillons témoins.

L'utilisation de ces « empreintes génétiques » soulève également de nombreuses questions d'ordre éthique, qui ont récemment été rendues publiques lorsque la population masculine du village de Plaine-Fougère, dans l'Ille-et-Vilaine, fut invitée à se soumettre volontairement à des tests d'identification génétique pour tenter de retrouver l'assassin d'une fillette, ou qu'un juge a ordonné l'exhumation du chanteur Yves Montand pour une recherche en paternité.

La partie dite fonctionnelle du génome est également loin d'avoir livré tous ses secrets aux hommes de science et se révèle aussi très complexe. Les morceaux de génome identifiés comme des gènes sont précédés et suivis, le long de la chaîne d'ADN, par des séquences régulatrices, qui servent en quelque sorte d'amorce et signalent aux enzymes du métabolisme que le gène commence (ou se termine). Dans le gène lui-même, on a noté des séquences de nucléotides inexpliquées. Le contenu informatif du gène, c'est-à-dire la séquence particulière de nucléotides qui lui confère sa fonction, est interrompu en plusieurs endroits, par des fragments d'ADN apparemment inutiles. L'information génétique est ainsi constituée d'exons*, les parties signifiantes, séparés par des introns*, dont on ne connaît pas aujourd'hui l'utilité [5]. De plus, un certain nombre de gènes ne sont pas fixes sur la chaîne d'ADN et s'y déplacent, sautant d'une position à une autre. Il est amusant que ces gènes sauteurs, appelés transposons, aient été découverts sur le maïs, une des plantes les plus manipulées génétiquement. Ces découvertes ont valu à la scientifique américaine Barbara McClintok le prix Nobel de médecine en 1983.

Il aura fallu peu de temps après les découvertes de Kornberg et de Monod pour que les biologistes moléculaires découpent le génome, coupent, multiplient les gènes et les fassent passer d'une espèce à l'autre. Cela a été permis par la découverte des enzymes de restriction* et des plasmides* bactériens, entre 1970 et 1973. Les enzymes de restriction, sortes de ciseaux moléculaires, permettent de couper l'ADN à des endroits déterminés. Ils permettent d'extraire des gènes, qui peuvent être ensuite copiés et multipliés dans des plasmides.

C'est à cette époque que les biologistes moléculaires ont commencé à imaginer les dangers inédits créés par leurs découvertes. Ils s'aperçurent en effet de la possibilité de créer et de relâcher, intentionnellement ou non, des virus ou des bactéries pathogènes par recombinaisons génétiques dans les laboratoires.

La prise de conscience collective des scientifiques fut initiée en 1971 par les doutes d'une scientifique américaine, Janet Mertz. Cette dernière finit par trouver dangereux son projet d'insérer un virus cancérogène du singe, le SV 40, dans le colibacille *Escherichia coli*, qui est un hôte de notre intestin. Elle décida d'abandonner le projet, après en avoir discuté avec un autre scientifique, Paul Berg, qui avait lui-même réalisé la première chimère moléculaire, composée d'un ADN de virus de singe et d'un ADN du phage λ, un virus infectant des bactéries. Cette chimère avait été introduite dans le colibacille grâce aux propriétés de pénétration du phage λ et s'y était multipliée de façon autonome. À la suite d'un congrès scientifique tenu en 1973, Paul Berg se fit le porte-parole des participants dans une lettre envoyée à la revue *Science* le 26 juillet 1974, qui réclamait un moratoire sur les expériences de génie génétique (la fameuse déclaration d'Asilomar) en l'attente de réglementations appropriées. Ce furent les premiers chercheurs à se rendre compte des risques de leur discipline, et qui s'imposèrent un moratoire sur leurs propres recherches.

La déclaration d'Asilomar a conduit à l'élaboration des premières directives réglementaires établies par le NIH (National Institute of Health, aux États-Unis). La ville de Cambridge, dans le Massachusetts, discuta de la recherche sur l'ADN recombinant et décida d'un moratoire en attendant une évaluation citoyenne. En 1977, les premières lois réglementant la recherche sur l'ADN recombinant furent publiées à Cambridge.

Mais la pression industrielle et commerciale était trop forte pour qu'on puisse se permettre de réfléchir — en s'en donnant le temps — à ce qu'on faisait. Les premières entreprises en biotechnologie moderne, des « capital-risque » américaines, ont commencé à se développer. La commission de l'ADN recombinant (RDNA Advisory Commission) fut rapidement créée, afin d'imposer des garde-fous, pour limiter les risques mais surtout pour ne pas ralentir le développement scientifique d'une discipline dont on commençait à se représenter les formidables retombées économiques. Les premières entreprises du génie génétique pouvaient se créer. La première entreprise dans le domaine fut Genentech, fondée par le généticien moléculaire Paul Berg, celui-là même qui avait signé la déclaration d'Asilomar un an plus tôt.

Les techniques du génie génétique, suivant de près les avancées des connaissances fondamentales, ont connu des développements spectaculaires depuis les années soixante-dix. Jamais auparavant le décalage entre les découvertes scientifiques et leurs applications techniques et commerciales n'avait été si court. Les nouvelles possibilités techniques se succèdent à un rythme qui ne permet plus d'en mesurer tous les dangers potentiels.

En 1978, on identifie le premier gène humain, responsable de la synthèse de l'insuline. La première application commerciale du génie génétique débute en 1979, lorsque de l'insuline est produite par génie génétique, en utilisant des bactéries génétiquement modifiées dans des réacteurs*. Puis, en 1981, on crée la première souris transgénique et, en 1982, la première souris géante avec des hormones de croissance.

L'application des nouvelles découvertes de la biologie moléculaire aux plantes n'a commencé concrètement qu'en 1983, il y a à peine plus de quinze ans, soit un laps de temps dérisoire par rapport aux phénomènes de l'évolution. Cette année-là, les biologistes Marc Van Montagu et Jeff Schell, du laboratoire de biologie moléculaire de l'université de Gand, en Belgique, fabriquent en laboratoire la première plante transgénique de l'histoire. Grâce à une bactérie du sol, *Agrobacterium tumefaciens**, ils réussissent à introduire un gène étranger dans un plant de tabac et créent un tabac transgénique exprimant un gène chimérique le rendant résistant à un antibiotique, la kanamycine.

En 1987, les sociétés Plant Genetic Systems, AgrEvo et Monsanto publient l'obtention de plantes transgéniques résistant à des insectes par expression d'une toxine normalement synthétisée par la bactérie du sol *Bacillus thuringiensis* [7]. On expérimente également les premières plantes résistantes aux herbicides. Les fabricants d'herbicides entrevoient alors tout le profit qu'ils peuvent réaliser en liant l'achat de semences à celui de leur propre herbicide.

En 1988, les premières plantes modifiées génétiquement pour produire des substances thérapeutiques sont créées. On rêve de « pharming » (qui se prononce en anglais comme *farming*, agriculture) qui permettrait la culture de substances biologiques utilisables en pharmacie. L'agriculteur deviendrait un « moléculteur », producteur de molécules, utilisables par l'industrie alimentaire et pharmaceutique, et non plus un producteur de denrées alimentaires. Les céréales, plus rebelles aux manipulations génétiques, sont en voie d'être vaincues par le perfectionnement des techniques du génie génétique. La première céréale génétiquement modifiée, le maïs, apparaît dans les laboratoires en 1988.

En Europe, les premiers essais de plantes transgéniques ont eu lieu en 1987. La France est le premier pays d'Europe pour le nombre d'essais. Plus de 450 essais de dissémination contrôlée d'organismes génétiquement modifiés (386 plantes, 25 essais de thérapie génique, 19 vaccins recombinés et 32 produits recombinés et micro-organismes, en octobre 1996) ont eu lieu, sur plus de 3 000 sites [8].

Enfin, en 1994, la première société de biotechnologie américaine, Calgene, se lance et commercialise le premier fruit génétiquement modifié, une tomate à maturation retardée, au nom de *Flavr Savr*. Elle ne connaîtra pas un grand succès : difficile à ramasser, sa peau a tendance à se déchirer lors des transports et les consommateurs lui trouvent un goût métallique et une structure farineuse. Les actions de Calgene chutent en flèche et la société ne doit qu'à son rachat par Monsanto, la multinationale américaine de l'agrochimie, d'éviter la faillite. Il eût été fâcheux pour l'ensemble de l'industrie du génie génétique que le premier produit transgénique cause une faillite dans ce domaine si porteur !

Dans l'élevage, on expérimente aussi à un rythme qui s'accélère. Le premier porc transgénique est fabriqué en 1985. En 1987, on obtient le premier rat transgénique qui produit du lait modifié et les premiers rats transgéniques porteurs d'ADN humain. En 1988, c'est une chèvre dont le lait contient une protéine humaine qui voit le jour.

Cette même année, le premier animal est breveté. Il s'agit d'une souris, la fameuse et malheureuse « oncomouse », génétiquement modifiée pour avoir le cancer, elle et toute sa descendance. Ces souris cancéreuses sont de bons modèles pour étudier la genèse des cancers humains et l'effet de médicaments anticancéreux. Ce sont de pauvres petits patients prêts à l'emploi pour les expériences de laboratoire en thérapie cancéreuse. Avec les brevets sur les animaux transgéniques, le statut de l'animal est réduit à celui d'objet, d'invention, au même titre que n'importe quel procédé technologique. Le problème de la propriété du vivant, de sa marchandisation et de son contrôle par des intérêts privés, se pose désormais avec acuité.

Les premières vaches capables de produire des protéines humaines dans leur lait sont présentées en 1991. En juillet 1997, la première brebis clonée (née sans spermatozoïde de bélier), Dolly, est née au Roslin Institute, organisme de recherche public lié à la société privée PPL Therapeutics, à Édimbourg, en Écosse. Elle est suivie quelques mois plus tard de Polly, premier clone de brebis génétiquement manipulée. Cette année également, on apprend que des biologistes australiens ont obtenu 470 embryons de bovins à partir d'un seul œuf fécondé.

L'alliance du clonage et de la transgenèse donne soudain à l'espèce humaine la possibilité de créer à volonté des populations entières d'animaux chimériques, spécialisées dans la production de substances d'intérêt thérapeutique, ou dans la fourniture d'organes de rechange pour l'espèce humaine, par xénotransplantation*, ou encore pour la production de viande ou de lait. L'animal devient ainsi une usine à produits biologiques, ouvrant un nouvel Eldorado aux multinationales de la chimie.

Si les techniques de clonage s'améliorent, de véritables troupeaux de « bêtes-usines » uniformes pourraient voir le jour pour fabriquer des médicaments ou tout autre composé biologique. Dans le domaine de l'élevage, les éleveurs disposeraient d'un outil qui leur permettrait de gérer leurs troupeaux de « super-bêtes », en mécaniciens. L'animal ne serait plus tout à fait un être vivant, mais pas encore un simple robot.

Notre relation à la nature, à la vie et à nous-mêmes risque d'en être bouleversée à jamais. On annonce aujourd'hui que cinq cents porcs manipulés, avec introduction de gènes humains pour éviter le rejet lors d'éventuelles greffes d'organes, sont disponibles. La première greffe sur un être humain pourrait être pour bientôt, malgré les angoissantes questions du possible développement chez l'homme de virus issus du porc. Et que fera-t-on du reste de l'animal ? À partir de combien de gènes humains considérera-t-on que le porc, ou tout autre animal, s'est hominisé et que sa consommation relève du cannibalisme ?

Nous savons que ce qui est possible pour les animaux, en particulier les mammifères, est en théorie possible pour l'espèce humaine, qui, ne l'oublions pas, est aussi animale. Nous ne différons des chimpanzés que par 1 % de notre ADN. Déjà en 1983, des chercheurs américains avaient essayé, sans succès, de cloner un être humain à partir de cellules d'embryons, soulevant l'opprobre de la communauté scientifique. En 1998, une équipe de chercheurs coréens a annoncé qu'elle avait réussi à créer un clone humain. L'expérience s'est arrêtée au stade « quatre cellules », à cause de l'absence d'un cadre législatif clair sur ce type d'expériences, selon les chercheurs, mais l'embryon semblait viable.

Les débats qui se multiplient autour de l'éthique de la fécondation artificielle, de la prédiction de maladies génétiques ou de la thérapie génique ne peuvent être déconnectés de notre vision de ce qu'est la vie elle-même, humaine ou non, et de la façon dont nous concevons les autres formes de vie sur la planète.

L'annonce de la naissance de la première brebis clonée, Dolly, a soulevé une tempête de mises en garde contre les dangers de dérive de l'application des techniques de clonage à l'être humain. Jacques Chirac, Bill Clinton et de nombreux chefs d'État ont réagi à cette nouvelle scientifique avec une célérité inhabituelle. Des comités d'éthique ont commencé à réfléchir sur les problèmes moraux de ces avancées scientifiques et l'UNESCO a publié en 1997 la charte du génome humain.

Il n'est certainement pas sans conséquence de considérer les plantes et les animaux comme de simples processus de production de matières, interchangeables et « réglables » à volonté, lorsqu'il s'agit d'évaluer s'il est éthique de faire pousser des embryons humains clonés pour que l'espèce humaine puisse disposer d'organes de rechange.

Pour comprendre les techniques du génie génétique

Le *sequencing*, ou séquençage*, de l'ADN permet la détermination de l'ordre des bases d'un fragment d'ADN. C'est une opération essentielle puisqu'elle est la première étape dans le décryptage des messages que contiennent les génomes. Ce séquençage est utilisé pour l'étude systématique de certains génomes, et il est aujourd'hui en grande partie automatisé.

Différents génomes sont en cours de séquençage, comme celui de la levure de boulanger : *Saccharomyces cerevisiae* ; d'une plante modèle : l'arabette des dames, *Arabidopsis thaliana*, et de quelques autres dont le riz, objectif majeur du nouveau programme de recherche français Genoplante. En 1998, on a annoncé le séquençage complet, c'est-à-dire la cartographie précise, des génomes des bactéries *Escherichia coli* et *Bacillus subtilis* et d'un animal modèle, un ver de la famille des nématodes, le *Caenhorabditis elegans*. Le séquençage complet de l'ADN humain est annoncé pour l'an 2005.

L'utilisation d'enzymes isolées de micro-organismes, les enzymes de restriction, véritables « ciseaux génétiques » pour couper et attacher des morceaux d'ADN, permet la fabrication dans des tubes à essai d'ADN recombinant*. Grâce à cette technique, les généticiens peuvent introduire des gènes étrangers dans des virus, des plasmides ou encore dans des éléments génétiques mobiles, qui sont des morceaux d'ADN parasitiques capables de s'introduire dans les cellules ou de s'intégrer au chromosome de la cellule hôte, et de s'y multiplier. Ainsi, en coupant et collant des morceaux de virus, plasmides ou éléments génétiques mobiles, on fabrique des « vecteurs » appropriés pour transférer des gènes d'un donneur à une espèce réceptrice avec laquelle il ne pourrait y avoir de reproduction naturelle.

La dernière des techniques du génie génétique, la PCR (*Polymerase Chain Reaction*), ou amplification en chaîne par polymérase (ACP), découverte en 1988, permet de multiplier rapidement des dizaines ou des centaines de milliers de fois des séquences de gènes. Elle permet également d'identifier une séquence d'ADN spécifique de manière sensible et fiable au milieu d'un mélange complexe de fragments d'ADN. C'est cette technique, entre autres, qui sert à identifier les traces d'un criminel, à dépister la présence d'un agent pathogène ou à repérer la présence d'un ADN étranger que l'on a cherché à introduire dans une cellule ou un organisme entier.

C'est aussi cette technique qui a été utilisée en 1994 par Earthtrust, une association américaine de protection des baleines, pour déterminer la provenance de viande de baleine sur les marchés de Tokyo, au Japon, et montrer ainsi qu'on trouvait encore sur les étals de la viande d'espèces de baleines en voie d'extinction, malgré le moratoire international sur la chasse commerciale à la baleine mis en œuvre en 1986 [9] !

L'ensemble de ces techniques rend possible la transgenèse, c'est-à-dire le transfert définitif d'un gène à un organisme vivant étranger, ce qui doit impliquer que les cellules reproductrices soient porteuses de l'ADN étranger, qui devient ainsi partie du patrimoine génétique de son hôte et sera transmis de génération en génération.

Enfin, une nouvelle technique permet la synthèse chimique de n'importe quelle séquence de bases, c'est-à-dire la fabrication de gènes artificiels.

Pour comprendre les techniques complexes de la transgenèse

Le succès de la transgenèse repose sur la conjonction de plusieurs conditions qui doivent être réunies simultanément : pénétration de l'ADN étranger dans les cellules, et même dans les noyaux des cellules pour les eucaryotes (plantes, animaux, levures) ; aptitude des transgènes à être exprimés ; intégration dans le génome hôte, sélection et régénération des organismes entiers à partir des cellules génétiquement modifiées.

L'ADN étant une molécule de grande taille chargée négativement, à cause des phosphates qu'elle contient tout au long de la chaîne, il lui est pratiquement impossible de pénétrer spontanément dans les cellules. Il faut donc trouver des techniques pour forcer l'ADN étranger à pénétrer dans les cellules, qui vont bien entendu tenter de s'en débarrasser.

Pour les animaux, on utilise l'injection directe de l'ADN dans le noyau. On injecte un à deux picolitres (un à deux milliardièmes de litre) de la solution d'ADN, contenant environ cinq cents copies du gène, puis on réintroduit l'embryon dans une femelle adoptive [5].

En ce qui concerne les plantes, c'est l'observation de l'apparition sur de nombreuses espèces végétales de tumeurs (gale du collet) ou du syndrome du « chevelu racinaire » (*hairy root*), induits respectivement à la suite de l'infection par les bactéries du sol *Agrobacterium tumefaciens* et *Agrobacterium rhizogenes**, qui est à l'origine des techniques de transgenèse. Depuis 1974, on sait que l'infection et la transformation des cellules végétales sont l'œuvre de plasmides, appelés respectivement Ti (*tumor inducing*, pour la gale du collet) et Ri (*root inducing*, pour le chevelu racinaire) présents dans les souches virulentes d'*Agrobacterium tumefaciens* et *rhizogenes*. En 1977, l'Américaine Mary Dell Chilton montrait que la transformation des cellules végétales par *Agrobacterium tumefaciens* résultait de l'intégration dans leur génome d'un fragment d'ADN issu des plasmides Ti. En 1982, elle montrait de la même façon que les racines induites par *Agrobacterium rhizogenes* contenaient dans leur génome de l'ADN issu des plasmides Ri [6].

Cependant, l'infection par les bactéries ne fonctionne que pour les plantes dicotylédones*, comme le tabac, mais pas pour les monocotylédones*, comme le maïs, le blé ou le riz, qui sont d'une importance économique considérable, et pour lesquelles une autre technique, la biolistique, ou canon à gènes, a été développée. Elle consiste à bombarder les noyaux des cellules cibles avec des projectiles constitués de microscopiques billes de tungstène ou d'or recouvertes des molécules d'ADN étranger.

Les deux techniques ont en commun de forcer des cellules à accepter des agents étrangers dont elles tentent naturellement de se défaire, comme tout organisme tente d'éliminer les éléments extérieurs indésirables. C'est cette propriété des cellules qui est mise en œuvre lorsque notre organisme lutte contre les maladies.

Dans sa volonté de soumettre la nature, l'homme utilise des technologies guerrières pour forcer les cellules à accepter des gènes d'autres espèces. Pour certaines plantes, il utilise l'arme chimique, ou bactériologique, pour infecter des cellules avec des bactéries ou des virus ; pour les autres, il se contente des armes classiques, avec l'utilisation du canon à gènes. Dans les deux cas, les pertes sont considérables, puisqu'en moyenne une cellule sur mille intègre le transgène, survit et peut régénérer une plante transgénique.

Les premières plantes transgéniques de laboratoire ont une quinzaine d'années à peine, alors que les premières autorisations de mise sur le marché et de culture à l'échelle commerciale de ces chimères viennent d'être accordées et qu'elles s'apprêtent à entrer massivement dans notre alimentation quotidienne. En 1993, la première autorisation de mise sur le marché d'une plante transgénique a été accordée dans un pays de l'OCDE, une tomate à maturation retardée, commercialisée aux États-Unis en 1994, et déjà de nombreuses autres variétés de plantes transgéniques sont commercialisées aux États-Unis, au Canada et en Chine.

En 1995, les variétés transgéniques suivantes avaient obtenu l'autorisation de mise sur le marché [5] :

Plante	Pays de commercialisation	
Tomate (résistance à un virus)	Chine	
Tabac (résistance à un virus)	Chine	
Tomate (maturation retardée)	États-Unis	
Colza (riche en acide laurique)	États-Unis	
Soja (résistance à un herbicide)	États-Unis, Canada	(Union européenne en 1996)
Maïs (résistance à un insecte)	États-Unis, Canada	(Union européenne en 1997)
Pomme de terre (résistance à un insecte)	Canada	
Colza (résistance à un herbicide)	Canada	
Colza (contrôle de la pollinisation)	Canada	
Coton (résistance à un insecte)	États-Unis	
Coton (résistance à un herbicide)	États-Unis	
Courgette (résistance à un virus)	États-Unis	
Tabac (résistance à un herbicide)	France	

Aux États-Unis et au Canada, on trouve dans les assiettes depuis mai 1996 la tomate *Flavr Savr*, de la société anglaise Zeneca, qui mûrit plus lentement et se conserve plus longtemps, ainsi que la pomme de terre résistante aux doryphores.

La Food and Drug Administration, l'agence américaine chargée des autorisations de commercialisation des produits alimentaires et thérapeutiques, a déjà autorisé vingt-sept produits transgéniques. Aux États-Unis, les surfaces cultivées avec des plantes transgéniques couvraient, en 1998, 20 millions d'hectares, soit plus que toute la surface agricole française cultivée, qui ne dépasse pas 15 millions d'hectares.

En Europe, la commercialisation de deux produits transgéniques, du soja résistant à un herbicide, de la multinationale américaine Monsanto, et du maïs résistant à la pyrale, de la multinationale suisse Novartis, a été autorisée respectivement en 1996 et 1997. L'autorisation de cultiver le maïs transgénique de Novartis à l'échelle commerciale en France a été annoncée par le gouvernement le 27 novembre 1997. Cette décision, qui tombait au milieu d'un mouvement de protestation généralisé à la suite des premières importations de produits transgéniques depuis l'automne 1996, a soulevé la colère des associations de protection de l'environnement et de certains syndicats paysans. Quelques semaines plus tard, le 8 janvier 1998, cent cinquante paysans de la Confédération paysanne pénétraient dans le site européen de stockage des semences transgéniques de Novartis à Nérac, dans le Lot-et-Garonne, et « dénaturaient » les semences transgéniques, en les mélangeant avec des semences conventionnelles de maïs et en les arrosant. Par cette action, les paysans montraient que le refus des OGM n'était pas seulement la préoccupation d'associations écologistes ou de consommateurs, mais que leur profession de paysan, pratiquant l'agriculture familiale ou biologique, était menacée. Ils démentaient ainsi clairement les affirmations des grandes firmes de l'agro-industrie selon lesquelles la création de plantes transgéniques répondait au vœu des agriculteurs. En luttant contre le maïs transgénique, les paysans de la Confédération paysanne se battent contre l'industrialisation de l'agriculture. Trois des acteurs de cette journée de protestation furent identifiés, mis en examen pour dégradation et cités en comparution immédiate devant le tribunal d'Agen. Le procès d'Agen, le 3 février 1998, aura permis que la société entière puisse débattre de la question des OGM. Plus que le procès de trois agriculteurs, ce fut en réalité le procès du maïs transgénique, le premier procès mondial d'un OGM. De nombreux témoins internationaux et nationaux, scientifiques, associatifs, paysans, ont défilé pendant plus de huit heures à la barre pour témoigner de leur solidarité avec les inculpés et accuser le maïs transgénique, pendant que plus d'un millier de manifestants avaient envahi la place du tribunal.

Néanmoins, en publiant l'arrêté du 5 février 1998 qui inscrivait trois variétés du maïs transgénique de Novartis sur le catalogue officiel des variétés, la France est devenue le premier pays européen à autoriser la dissémination à grande échelle d'un organisme génétiquement manipulé, créant ainsi un précédent très préoccupant, qui risque d'inciter à la multiplication des disséminations en Europe.

L'autorisation de commercialisation de ce maïs transgénique est le résultat d'un processus long et complexe, tant au niveau européen que français, caractérisé par un manque de démocratie évident. Dans les deux mois qui ont suivi sa publication, Greenpeace, la Confédération paysanne, Ecoropa et les Amis de la Terre ont engagé un recours en annulation, accompagné d'une demande de sursis à exécution, de l'arrêté du 5 février 1998 devant le Conseil d'État, considérant que le principe de précaution n'avait pas été respecté en la matière.

La colère des paysans à la suite de l'autorisation de ce maïs et les incertitudes juridiques liées à la demande d'annulation ont très certainement provoqué la réticence des coopératives et des agriculteurs à acquérir et planter ce premier OGM autorisé. La première saison fut un échec commercial retentissant pour la société Novartis, puisque 1 500 hectares seulement de maïs transgénique ont été cultivés, bien loin des 35 000 prévus par la multinationale suisse. Cette méfiance était justifiée puisque, le 25 septembre 1998, le Conseil d'État, se prononçant sur la demande de sursis à exécution, décidait la suspension de l'arrêté, donnant raison aux associations. Le 11 décembre, le Conseil d'État, qui devait statuer sur le fond, décidait de porter l'affaire devant la Cour de justice des Communautés européennes en posant la question de savoir si un État pouvait ne pas accorder une autorisation donnée par la Commission européenne. L'autorisation de ces trois variétés de maïs reste suspendue jusqu'à l'avis de la Cour de justice, qui peut tarder de six mois à trois ans. Il ne pourra donc pas être planté en 1999.

Cependant, un autre maïs transgénique résistant à la pyrale, de Monsanto cette fois, a été autorisé à la culture au mois d'août 1998. Les associations ont également attaqué l'arrêté d'autorisation devant le Conseil d'État et l'on peut espérer qu'elle sera également suspendue et, à tout le moins, que les agriculteurs ne se précipiteront pas pour planter cet OGM sur lequel plane une telle incertitude juridique.

Deux autres plantes, des variétés de colza « mâle stérile » résistantes à un herbicide, ont également été autorisées en 1998 au niveau communautaire, et bien d'autres encore étaient en cours d'examen début 1999 par les autorités réglementaires. En particulier, toutes les firmes se lancent sur le marché du maïs transgénique. La société Monsanto a fait une demande d'autorisation de mise sur le marché d'un autre maïs, résistant cette fois à son herbicide Round-up, et la société AgrEvo d'un maïs résistant à son herbicide Basta (elle a obtenu l'autorisation de le commercialiser, mais pas encore de le cultiver en Europe), tandis que la société semencière Pioneer a fait une demande pour un maïs résistant à la pyrale. AgrEvo a également fait une demande pour un colza résistant à son herbicide et la société française Tezier pour un melon résistant à un virus.

3

Le génie génétique
et la production alimentaire

Les manipulations génétiques sur les micro-organismes, les levures, les plantes et les animaux pourront être utilisées à de nombreux stades de la production alimentaire, sur de nombreux produits et pour de nombreux usages. Toute notre alimentation pourrait s'en trouver changée dans les prochaines années.

Des micro-organismes génétiquement modifiés pour la fabrication de produits alimentaires

Comme nous l'avons vu, la biotechnologie est utilisée par l'homme depuis des millénaires. Depuis l'avènement de la biologie moléculaire, on commence à fabriquer des levures génétiquement manipulées pour « améliorer », et souvent accélérer, leur fonctionnement pour des motifs de compétitivité. Ainsi, les chercheurs sont arrivés à optimiser les levures utilisées dans la fabrication de bière, pain, yaourts, fromages.

En 1997, on a modifié génétiquement une bactérie, *Lactococcus lactis*, afin qu'elle libère les enzymes impliquées dans la formation du goût et de la texture du fromage quatre fois plus vite que la souche naturelle. Ainsi, compétitivité

41

oblige, on affine un fromage en quatre fois moins de temps [11].

La saveur des produits peut également faire l'objet de modification par transgenèse, avec l'introduction d'un gène codant pour une protéine au goût sucré, comme la thaumatine ou la monelline. La thaumatine, cent mille fois plus sucrée que le sucre, est une protéine produite par un arbre d'Afrique de l'Ouest, *Thaumatococcus daniellii*. L'industrie sucrière a trouvé les moyens de la faire produire en laboratoire par des micro-organismes génétiquement modifiés, sans se soucier des dramatiques conséquences socio-économiques : la production biotechnologique de la thaumatine et d'autres édulcorants artificiels enlèvera leur gagne-pain à dix millions de paysans du Sud.

Les animaux génétiquement modifiés

Dans les pays industrialisés, les animaux d'élevage ont perdu au cours des dernières décennies leur ancien statut de compagnons des hommes. Par milliers dans des élevages intensifs, ils ne sont plus que des numéros. Aujourd'hui, les manipulations génétiques dont ils sont victimes les transforment en usines à viande, à lait ou à molécules biologiques. Le tableau ci-contre donne quelques exemples des manipulations que subissent les animaux d'élevage, encore confinés dans les laboratoires, mais pour combien de temps ?

Les plantes génétiquement modifiées

Depuis le premier tabac résistant à un antibiotique en 1983, de très nombreuses espèces de plantes ont été manipulées, et les premières commencent déjà à être disséminées sur de très grandes surfaces. On modifie les plantes pour des raisons agronomiques en leur conférant des résistances aux herbicides, aux insectes ou aux maladies, pour des raisons liées à la distribution et à la conservation, en ralentissant le mûrissement, ou pour des raisons industrielles, en dotant les plantes et leurs dérivés de qualités nouvelles.

Animaux	But de la manipulation	Remarques
Bovins	Augmentation de la production de lait	L'utilisation de l'hormone de croissance laitière est détaillée plus loin. Elle est à l'origine d'une guerre commerciale avec les États-Unis qui veulent l'imposer à une Europe réticente.
	Changement de composition du lait	La qualité du lait des ruminants domestiques peut être modifiée par les techniques du génie génétique. • Une augmentation de la sécrétion de certaines des protéines du lait peut améliorer la qualité de la pâte caséinique destinée à l'industrie fromagère. • La réduction de la concentration de (bêta-)lactoglobuline et de lactose, mal tolérés par certains consommateurs, est envisageable. • Enrichissement du lait avec des protéines qu'il ne contient pas naturellement, comme la lactoferrine et le lysozyme humains, déjà sécrétés dans le lait de quelques vaches. Ces protéines ont des effets antibactériens dont est doté le lait humain, mais pas celui des vaches. On peut même imaginer des laits contenant des antigènes vaccinants actifs par voie orale.
	Augmentation de la production de viande	
	Amélioration de l'assimilation des aliments	Certaines manipulations devraient permettre aux animaux de s'alimenter de sous-produits de l'élevage ou de l'agriculture. Après la « vache folle » nourrie aux carcasses de ses congénères, pourquoi pas les bovins nourris aux déjections de porcs !
Caprins	Production de substances pharmaceutiques dans le lait	

Animaux	But de la manipulation	Remarques
Porcins	Viande moins grasse	Il existe en Australie des porcs qui expriment l'hormone de croissance porcine à des taux modérés. Ces animaux sont plus maigres, plus grands que la normale et possèdent une plus grande proportion de tissu musculaire. Des porcs avec des gènes humains ont été créés, dans l'espoir d'une viande moins grasse. Les cochons étaient cependant souffrants, handicapés, stériles et louchaient.
	Saucisses	
Poissons	Croissance rapide	Des saumons exprimant un transgène codant pour l'hormone de croissance homologue ont une croissance très accélérée.
	Résistance au froid	Des saumons exprimant le gène de résistance au gel ont une meilleure capacité à survivre dans des eaux très froides.

Toutes les plantes de grandes cultures sont étudiées dans les laboratoires de biologie moléculaire, qu'elles soient consommées directement, comme les tomates et les melons à mûrissement ralenti ou les fraises résistantes au gel, ou utilisées dans la fabrication de produits alimentaires, comme le soja, le colza, la betterave à sucre ou le cacao...

Les caractères les plus étudiés et exploités sont les résistances à des herbicides, à des insectes ou à des organismes phytopathogènes*, virus, bactéries, champignons [7]. Mais il est aussi possible d'intervenir sur la composition en acides aminés des protéines de réserve des graines, pour améliorer leur qualité nutritive ou technologique. Par exemple, un gène de la noix du Brésil codant pour une protéine de réserve riche en méthionine, un acide aminé essentiel, a été transféré au colza. Le contenu en amidon peut aussi être modifié de différentes façons.

Les laboratoires peuvent améliorer la qualité des huiles à usage alimentaire ou industriel. Les dernières recherches dans le domaine pourraient permettre de déterminer la taille et le degré de saturation des acides gras. On tente ainsi d'obtenir du soja et du colza, dont 80 % des acides gras sont de longueur moyenne (l'acide oléique en représentant plus de 90 %), avec un contenu modifié en acide érucique et contenant de l'acide ricinoléique.

Les premières plantes transgéniques quittent aujourd'hui les laboratoires et les parcelles expérimentales pour se répandre sur des surfaces immenses et s'introduire dans notre alimentation quotidienne. Calgene est la première firme à avoir sauté le pas et ses tomates transgéniques, dont le mûrissement et la texture sont modifiés, sont, comme on l'a vu, commercialisées depuis 1994 aux États-Unis. Les premières autorisations de mise sur le marché européen de cultures transgéniques datent de 1996 et concernent du soja et du maïs, pour l'alimentation animale et humaine. Ces produits transgéniques, mélangés aux produits conventionnels, commencent à envahir notre alimentation.

De nombreuses autres plantes transgéniques doivent prochainement être cultivées sur de grandes étendues. En France, le semencier Limagrain a demandé l'autorisation de commercialiser un melon résistant à un virus. Pendant ce temps, la recherche continue dans les laboratoires, où l'on s'empare maintenant des cultures des pays en développement pour préparer de nouvelles chimères plus nombreuses encore. Les plantes suivantes, par exemple, sont étudiées pour leur potentiel de modifications génétiques : les papayers résistants à des infections virales ; le manioc génétiquement modifié ; les caféiers transgéniques, modifiés par infection par *Agrobacterium rhizogenes* ; le sorgho et la canne à sucre, modifiés par bombardement de particules ; les bananiers génétiquement modifiés par *Agrobacterium* et bombardement de particules ; les cacaoyers et l'hévéa ; le riz transgénique résistant à la bactériose, une maladie bactérienne très néfaste en Asie et en Afrique, etc.

L'étonnante affaire de l'hormone laitière

Grâce aux techniques du génie génétique, les hormones de croissance bovine et porcine, de salmonidés et de quelques autres espèces, peuvent être « fabriquées » industriellement à un coût de plus en plus faible. Or l'hormone de croissance des ruminants, par exemple, augmente leur production laitière de près de 20 %. Il devient dès lors tentant de l'utiliser dans la production de lait, même si cela implique d'augmenter encore les excédents de lait et de beurre, aux frais de la collectivité, ou encore de réduire le nombre de vaches pour produire la même quantité de lait et favoriser ainsi la concentration de la production par l'élimination des petits producteurs. Le développement et l'introduction de l'hormone laitière suscitent de très nombreuses critiques et sa mise sur le marché est devenue l'enjeu d'une guerre commerciale entre les États-Unis, où elle est autorisée, et l'Union européenne, qui l'a soumise à un moratoire jusqu'à l'an 2000. Le débat qui entoure l'utilisation de cette hormone est une excellente illustration des problèmes qui se posent avec le développement du génie génétique appliqué à l'alimentation.

Les problèmes inquiétants concernant l'environnement et la santé humaine dus à la production alimentaire ont été récemment portés à la connaissance du public à l'occasion de l'épidémie dite de la « vache folle ». On produit de la viande et du lait comme n'importe quel produit manufacturé, dont on essaie d'améliorer la compétitivité grâce à des techniques dont l'ensemble des effets n'est jamais sérieusement évalué. Malheureusement, le critère de compétitivité l'emporte sur celui de qualité, ce qui peut être particulièrement grave lorsqu'il s'agit de produits alimentaires. Ainsi, l'alimentation de ruminants avec des carcasses leur apportant un complément protéique a fait oublier qu'il s'agissait précisément de ruminants qui devraient tranquillement brouter l'herbe d'un pré, et non d'usines de transformation de protéines.

Ce traitement mécaniste du vivant, cette transformation de l'animal en machine est également à l'œuvre dans l'utilisation d'hormones sexuelles pour faire gonfler la viande. Le boycottage des « veaux aux hormones » par les consommateurs européens au début des années quatre-vingt avait poussé les autorités européennes à interdire l'usage des hormones pour la production de viande, ainsi que l'importation de viande traitée aux hormones d'autres pays, principalement les États-Unis, l'Australie, la Nouvelle-Zélande et le Canada. Cette interdiction a été également imposée sur l'utilisation de substances analogues aux hormones, comme les bêta-agonistes.

Les pays utilisateurs d'hormones ont contesté cette interdiction devant un panel spécialisé de l'Organisation mondiale du commerce (OMC). Selon ces pays, les comités scientifiques de l'OMC avaient indiqué qu'il n'existait pas d'éléments scientifiques établissant de façon formelle la nocivité de ces hormones. Par conséquent, le refus de les importer relevait de considérations politiques ou économiques et constituait une barrière douanière non tarifaire injustifiée. Le panel, de façon absolument incroyable, leur a donné raison, considérant qu'il n'est pas nocif de traiter les vaches aux hormones plusieurs fois par mois pour les faire grossir ou produire plus de lait. En conséquence, on pourrait presque dire que l'Union européenne (UE) a été condamnée par l'OMC pour avoir voulu protéger les citoyens européens de pratiques nocives pour leur santé, leur environnement et le respect aux animaux. L'UE a décidé de faire appel de ce jugement.

Avec l'hormone laitière, il s'agit de traiter les vaches pour augmenter leur production de lait. L'hormone de croissance bovine utilisée est la somatotropine bovine, sécrétée naturellement par l'hypophyse* des vaches. Pour fabriquer sa version synthétique, les biologistes moléculaires extraient de cellules de vache le gène codant pour l'hormone et l'insèrent dans l'ADN de la bactérie *Escherichia coli*, qui dès lors produit une hormone presque identique à l'hormone naturelle. Les bactéries génétiquement manipulées sont cultivées dans des réacteurs, d'où peuvent être extraites de grandes quantités d'hormones. Il s'agit de la même technique que celle qui permet la fabrication de l'hormone de croissance humaine depuis plusieurs années.

Fabriquée à l'aide de micro-organismes génétiquement modifiés par la multinationale américaine Monsanto, l'hormone BST, ou rBGH (*recombinant Bovine Growth*

Hormone), est le premier composé issu du génie génétique à avoir été commercialisé. Monsanto a reçu de la FDA américaine l'autorisation de mise sur le marché de la BST, vendue sous le nom de Posilac, au début du mois de février 1994. L'injection de cette hormone synthétique provoque chez les vaches une augmentation de la production de lait d'environ 20 %.

La viande et le lait des vaches traitées à la BST constituent les premiers produits de la « bouffe Frankenstein ». La généralisation très rapide de l'utilisation de cette hormone issue du génie génétique par les agriculteurs américains est une véritable caricature de la course au rendement. En effet, dans un pays qui produit déjà trop de lait (le gouvernement américain dépense 1 milliard de dollars par an pour en acheter les surplus), l'utilisation de la BST conduira à une augmentation de la production estimée à 12 %. La demande de lait étant relativement inélastique (elle ne change pas beaucoup d'année en année), cet accroissement conduit mécaniquement à une baisse de prix, au moins à la production ; l'augmentation de la production de lait dans une situation de surplus est une recette sûre de l'élimination économique des petites exploitations familiales. Les seules exploitations agricoles susceptibles de bénéficier pleinement des « avantages » de la BST sont les grandes exploitations intensives, déjà connues pour leur nocivité à l'égard de l'environnement et la qualité moindre de la viande ou du lait qu'elles produisent.

Quant aux vaches de ces exploitations, elles passent leur vie entassées sur des sols de béton qui provoquent des problèmes de pieds et de joints. Leurs déjections concentrées posent de sérieux problèmes d'environnement pour leur élimination et les épizooties* sont fréquentes à cause de la promiscuité. Leur alimentation consiste en des suppléments protéiques de céréales, cultivées de façon intensive, avec force pesticides et engrais, et même de viande, accompagnés d'antibiotiques, administrés souvent préventivement et dans bien des cas sans nécessité. Compte tenu de tous ces facteurs, il paraît clair que le lait de ces pauvres ruminants ne peut être d'aussi bonne qualité que celui de vaches élevées au pré.

Et pourtant, environ 5 % des dix millions de vaches laitières des États-Unis ont reçu des injections de BST dès l'année de sa commercialisation. L'année suivante, on estimait à 2,5 millions le nombre de vaches piquées à la BST aux États-Unis, chiffre cependant inférieur à ce qu'espérait le fabricant, qui voyait dans la BST sa prochaine « vache à lait »... La BST est commercialisée également au Brésil, au Mexique et en Afrique du Sud et des expériences en champ sont réalisées en Argentine, Chine, Égypte, Inde, Malaisie, Pakistan, Tunisie, Zambie et Zimbabwe.

L'hormone BST est l'équivalent d'une drogue pour les vaches, ou encore des produits dopants utilisés par les athlètes. Elle stimule leur système et dope leur production de lait, mais elle les rend malades. L'association américaine Pure Food Campaign, opposée à la BST, qualifie ainsi le phénomène : « Les dangers de la BST sont simples à comprendre. La BST produit des vaches malades qui donnent du lait et de la viande malsains qui pourraient rendre les consommateurs malades. La BST contribuera à un environnement malade et dégradera une économie déjà malade. Les seuls choses qui s'amélioreront grâce à la BST sont les chèques des dirigeants de la société Monsanto » [12].

Ainsi, dans le même temps où l'on fait de la lutte contre la drogue une priorité, où l'on s'émeut du dopage des athlètes, on encourage ces pratiques dans les élevages dont nous consommons tous les produits. Il faut ajouter que l'hormone BST a été commercialisée sans étude à long terme de ses impacts sur la santé humaine. La plus longue étude sanitaire sur les effets de la BST n'a duré que quatre-vingt-dix jours, et elle a été menée sur... des rats. Pourtant, les ravages des drogues ou des produits de dopage sont suffisamment connus pour penser que l'hormone de croissance bovine n'est pas sans effet sur les animaux qui la reçoivent, ni sur les produits qui en sont issus. Et la seule augmentation de 79 % du nombre des infections des mamelles (mastites) sur les animaux traités à la BST devrait alarmer les autorités réglementaires.

La plus grande susceptibilité des animaux traités aux infections et aux maladies conduit à l'utilisation accrue d'antibiotiques puissants et de médicaments divers, dont on peut craindre des résidus plus importants dans le lait, ainsi que le développement de résistances aux antibiotiques chez les organismes pathogènes de l'espèce humaine. À ce sujet, le Government Accounting Office (GAO), organe de contrôle du Congrès américain, comparable à notre Cour des comptes, écrivait à la secrétaire d'État aux Services sanitaires et sociaux, le 2 mars 1993 : « L'augmentation des taux de mastite rapportés dans les études sur la BST suggère que la possibilité d'une augmentation des antibiotiques dans le lait est très réelle. L'approbation de produits contenant de la BST ne devrait donc pas être accordée tant que le risque antibiotique n'est pas évalué correctement. La réponse de la FDA indique que nos recommandations n'ont pas été sérieusement prises en considération » [13]. Malgré ces remarques fortes du GAO, la commercialisation de l'hormone laitière n'a pas été arrêtée.

Les mastites, qui se traduisent par l'augmentation du pus dans le lait, constituent un problème sérieux pour les producteurs de lait. Selon le GAO, la FDA aurait approuvé l'utilisation de trente antibiotiques dans l'élevage de vaches laitières, mais on soupçonne que plus de cinquante autres antibiotiques sont utilisés illégalement sur le bétail. En 1990 et 1991, les missions d'inspection de la FDA elle-même ont révélé que soixante-deux médicaments non autorisés pour le traitement du bétail avaient été trouvés dans les exploitations laitières, dont quarante-deux n'étaient autorisés sur aucun animal de production alimentaire. Ces révélations sont d'autant plus inquiétantes que les tests de routine nationaux effectués par la FDA ne peuvent détecter que quatre types d'antibiotiques, ce qui rend cet organisme totalement incapable de protéger le consommateur de l'utilisation illégale d'antibiotiques [14].

Sur l'étiquette même des doses de Posilac, il est mentionné : « L'utilisation de Posilac est associée avec une fréquence accrue de l'utilisation de médicaments contre la mastite et d'autres problèmes de santé. Les vaches injectées avec de la BST courent un risque accru de mastite clinique (lait visiblement anormal). Le nombre de vaches affectées par une mastite clinique et le nombre de cas par vache peut augmenter. De plus, le risque de mastites sub-cliniques (lait non visiblement anormal) augmente. Dans certains cas, l'utilisation de Posilac a été associée avec des augmentations du

nombre de cellules somatiques. » Le terme « cellules somatiques » signifie tout simplement pus. La Food and Drug
Administration a d'ailleurs admis que le lait de vaches
traitées à l'hormone BST peut conduire à une augmentation
de pus et de bactéries dans le lait.

Les vaches traitées à la BST, produisant 20 % de lait en
plus par stimulation métabolique, souffrent, et cela n'est pas
étonnant, d'un « déséquilibre énergétique négatif pro-
longé » [15] qui les conduit à puiser dans leurs réserves, et
en particulier le calcium des os, pour maintenir leur production de lait. Sa qualité pourrait en être affectée, car le lait
de ces vaches pourrait contenir plus de matières grasses et
moins de protéines, de vitamines et de minéraux que le lait
normal [16]. Toujours sur les étiquettes de Posilac, on peut
également lire : « L'utilisation de Posilac peut entraîner des
taux de grossesse réduits chez les vaches traitées […] et être
également associée avec des augmentations de cystites ova-
riennes et de troubles utérins pendant la période de
traitement. »

Pour compléter ce triste diagnostic, parmi les autres effets
secondaires possibles du traitement à la BST, il est également indiqué : augmentation de la température corporelle ;
augmentation des troubles digestifs, tels qu'indigestions,
gonflements et diarrhées ; augmentation des inflammations
des jarrets et des lésions des genoux ; baisse de fertilité ;
diminution du temps de gestation et du poids des veaux à la
naissance ; augmentation des incidences de rétention du pla-
centa après la naissance.

La BST synthétique n'est pas totalement identique à l'hormone naturelle. Elles possèdent toutes deux 191 résidus
d'acides aminés* identiques, mais l'hormone synthétique
possède un acide aminé supplémentaire, la méthionine,
attaché à la fin de la chaîne. Une différence d'un seul acide
aminé peut sembler sans importance, mais si l'on considère par exemple que la différence entre un enfant qui meurt
d'anémie falciforme et un enfant en bonne santé réside dans
une séquence différente d'un acide aminé dans l'hémoglo-
bine, il devient clair que la composition moléculaire d'un
produit peut avoir des effets dramatiques sur la santé. L'hormone synthétique, ayant une structure chimique différente
de l'hormone hypophysaire, il est possible que sa structure

tridimensionnelle, et donc son activité biologique, soit altérée comme dans le cas du prion, qui est une protéine mal dépliée.

Cela soulève la question d'une possible réponse endocrine ou immune de type allergique (voir *infra*, chapitre 8) par le système digestif humain exposé à l'hormone synthétique non dégradée ou au peptide* qui en est dérivé, principalement chez les enfants (qui sont les consommateurs principaux de produits laitiers) ou chez des sujets atteints de troubles tels que la mucoviscidose, qui ont une digestion des protéines déficiente.

Samuel S. Epstein, spécialiste de médecine occupationnelle et environnementale de l'université d'Illinois, est persuadé que la consommation de lait à la BST constitue un facteur de risque significatif de cancer du sein. La présence de BST dans le lait semble en effet corrélée à une augmentation non négligeable de la concentration du facteur de croissance insuline (*Insulin Growth Factor*, IGF-1), qui est un facteur de régulation de la croissance, de la division et de la différenciation cellulaires, particulièrement chez les enfants. Il peut donc être un facteur de croissance pour les cellules de cancer du sein humain, en maintenant leur malignité, leur progression et leur potentiel invasif.

L'IGF-1 est également soupçonné de favoriser les cancers du côlon et les diabètes juvéniles. Il est à noter que si l'hormone de croissance bovine est différente de l'hormone de croissance humaine, le facteur de croissance insuline, lui, est le même. Ainsi, les vaches traitées à la BST produisent du lait qui contient des teneurs accrues d'un facteur de croissance connu pour être biologiquement actif chez l'homme. Il apparaîtrait même que cette activité biologique de l'IGF-1 est plus importante dans le lait aux hormones que dans le lait naturel [17]. L'IGF-1 n'est détruit ni par la pasteurisation ni par la digestion.

Le conseil scientifique de l'Association médicale américaine lui-même a signalé en 1991 que des études plus poussées étaient nécessaires afin de déterminer si la consommation de facteurs de croissance issus d'analogues à l'insuline bovine était sans danger pour les enfants, les adolescents et les adultes. Pourtant, il n'y a pas eu de recherche sur le sujet [17].

L'autorisation de commercialisation ne s'est accompagnée d'aucune obligation d'étiquetage, rendant impossible le choix des consommateurs d'éviter le lait aux hormones. On a même refusé aux producteurs de lait qui ne voulaient pas traiter leurs vaches d'indiquer l'absence de traitement à la BST. Les associations professionnelles, comme la Grocery Manufacturers Association et l'International Dairy Association, sont même allées jusqu'à poursuivre en justice l'État du Vermont, qui tentait d'édicter en avril 1994 une ordonnance rendant obligatoire la mention de l'utilisation de BST dans la production de lait. L'État du Vermont a été contraint d'abandonner l'ordonnance, de même que les États du Maine, du Minnesota et du Wisconsin.

Lorsque les glaces de la société Ben & Jerry commencèrent à être distribuées aux États-Unis depuis le Vermont avec la mention *rBGH-free*, qui signifie « sans BST », cette entreprise reçut de nombreuses plaintes d'autorités fédérales et des mises en garde stipulant que les glaces seraient confisquées au cas où les étiquettes ne seraient pas retirées des produits. Poursuivie dans une douzaine d'États, la société a cessé d'étiqueter ses glaces dans la plupart des points de vente.

Deux autres sociétés de produits laitiers ont également été poursuivies en justice, Swiss Valley Farms, de l'Iowa, et Pure Milk and Ice Cream Co, de Waco, au Texas, bien que toutes deux aient passé des contrats contraignants avec leurs fournisseurs pour s'assurer que les agriculteurs n'utilisaient pas la BST. L'argument utilisé à leur encontre était qu'un tel étiquetage semble impliquer que le lait naturel est plus sain ou de meilleure qualité que le lait à la BST, et donc induit le consommateur en erreur. En octobre 1994, Swiss Valley Farms annonçait qu'elle était arrivée à un accord avec la société Monsanto, l'autorisant à étiqueter ses produits « sans BST », mais avec l'interdiction d'en faire un argument publicitaire. Nombre de consommateurs et d'agriculteurs ont regretté que la firme ait cédé au lobby de la BST en acceptant de retirer les publicités et les panneaux de supermarchés indiquant l'absence de BST.

La FDA a finalement élaboré en 1995 une série de recommandations sibyllines autorisant l'étiquetage volontaire des produits laitiers et de la viande sans BST par les détaillants, à condition qu'il soit accompagné d'une mention qu'aucune différence significative n'a été montrée entre le lait dérivé de vaches traitées à la BST et de vaches non traitées. On est en droit de se demander si cette mention sert l'intérêt du consommateur ou du fabricant de l'hormone...

On peut comprendre les batailles juridiques autour de l'étiquetage des hormones dans le lait. Les fabricants de l'hormone et ses utilisateurs sont bien conscients que, s'ils en ont le choix, les consommateurs éviteront le lait aux hormones. Quel individu normal choisirait de consommer une hormone fabriquée génétiquement, dont les effets à long terme n'ont pas été étudiés, destinée à ce que les vaches produisent plus de lait, ce dont notre surproduction actuelle n'a aucun besoin ?

Étant donné que le lait et la poudre de lait, le beurre, les glaces, les yaourts et les fromages américains sont en général le produit de nombreux laits produits dans différentes exploitations, ce fameux lait contenant des résidus de BST est distribué à peu près partout aux États-Unis et, en réalité, moins de 5 % du lait américain est étiqueté « sans BST » ou « biologique ».

Le principal argument utilisé contre l'étiquetage du lait à la BST est la prétendue impossibilité de distinguer entre le lait de vaches dopées à la BST et les autres. Selon la FDA, il n'y a pas de différence significative entre le lait de vaches traitées et celui de vaches non traitées. Un étiquetage « sans BST » impliquerait par conséquent une différence qui n'existe pas et constituerait donc une tromperie [18]. On verra que c'est le même argument qui est utilisé par l'industrie agroalimentaire pour les produits alimentaires issus d'organismes génétiquement modifiés. Un argument bien faible quand on sait, comme on l'a vu, que l'hormone de croissance bovine naturelle et celle de synthèse ne sont pas absolument identiques.

Il est probable que le lait des vaches traitées contient des résidus de la BST synthétique. On est donc en droit de se demander pourquoi la FDA n'a pas exigé de la société Monsanto qu'elle développe une méthode d'analyse permettant de distinguer l'hormone synthétique de l'hormone naturelle dans le lait lorsqu'elle a autorisé ce produit. Ce faisant, la FDA semble contrevenir à la loi américaine, qui requiert des fabricants de nouvelles applications de médicaments animaux qu'ils fournissent une description des méthodes d'analyse et de contrôle des résidus de ces produits dans les denrées alimentaires [13]. Le conseil scientifique de l'Association médicale américaine a indiqué dès 1991 qu'un tel test serait facile à mettre au point. N'ayant pas développé de technique analytique pour mesurer la BST synthétique dans le lait, ni ne l'ayant exigé de la société Monsanto, la FDA peut de ce fait laisser prétendre que les deux hormones ne sont pas discernables, et laisser croire ainsi qu'elles sont identiques.

Le paradoxe paraît stupéfiant, puisque, d'une part, les autorités américaines de sécurité des aliments ont autorisé une drogue qui augmente les risques de maladies du bétail sans usage thérapeutique et, d'autre part, elles n'ont pas requis d'étiquetage pour permettre aux consommateurs de choisir. La logique de rentabilité à tout prix a eu raison de tous les autres arguments, aussi bien dans ce domaine du génie génétique que dans celui des transformations génétiques des plantes ou des animaux.

Enfin, étant donné les incertitudes sur les conséquences à long terme de ce produit, comme des autres produits issus du génie génétique, et, par surcroît, en l'absence de méthode fiable de détection, il est tout à fait anormal que les produits transgéniques soient mélangés aux produits classiques. En attendant d'avoir la démonstration de l'innocuité des produits transgéniques, il paraît absolument nécessaire que ces produits soient traités séparément sur toute la chaîne de production alimentaire. Seule, une séparation des produits permettra d'en assurer la « traçabilité » et l'étiquetage et de garantir la minimisation des fraudes, l'information et le choix des consommateurs.

La confiance dans le lait est en train de s'éroder aux États-Unis. Les consommateurs doutent de la salubrité de cet aliment sain par excellence, puisque ce symbole de la pureté, de l'innocence et de l'enfance se transforme en un produit contaminé de « drogues » pour l'amélioration des performances, injectées à des vaches malades.

Pour l'heure, l'utilisation de la BST est interdite en Europe, ainsi que l'importation de lait ou de viande d'animaux traités, mais les intérêts commerciaux américains tentent de faire revenir l'Union européenne sur sa décision. Si nous ne voulons pas que nos vaches soient réduites à l'état de machines à lait, si nous refusons que ce lait qui aide nos enfants à grandir se réduise à un produit d'usine contaminé de drogues, si nous n'acceptons pas que l'élevage devienne une industrie polluante niant le caractère vivant de ce qu'il produit, alors il faut continuer à refuser l'hormone laitière.

C'est d'ailleurs ce qu'a décidé le gouvernement canadien, pourtant habituellement très proche des positions américaines. Le 14 janvier 1999, après plus de huit années d'études d'experts, le ministère de la Santé du Canada a estimé que l'utilisation de la BST pouvait effectivement conduire à des augmentations des taux de mastites, et donc des prises d'antibiotiques, et a décidé en conséquence de ne pas autoriser l'hormone. On peut bien évidemment s'attendre à de fortes réactions des États-Unis.

Des aliments thérapeutiques ?

Il est vraisemblable qu'au XXIᵉ siècle seront disponibles de nombreuses variétés de lait dopées de différentes manières, que l'on utilisera en fonction de telle ou telle indication médicale ou à titre préventif. De même, un certain nombre de plantes seront conçues pour la production de molécules à intérêt thérapeutique. Ces variétés de lait et ces plantes nouvelles seront alors considérées comme une nourriture thérapeutique.

Ces produits nouveaux, entre le médicament et le produit alimentaire, sont appelés « neutraceutiques » ou « alicaments ». Mélangeant la fonction alimentaire et la fonction médicament, ils ont tendance à confondre l'acte de manger et celui de se guérir et transforment ainsi la salle à manger en hôpital. Ils confèrent à l'alimentation des responsabilités qu'elle n'a pas, et qui devraient être du ressort de l'hygiène et, le cas échéant, de la médecine.

S'il est évident qu'il faut manger pour vivre, l'alimentation n'a pas vocation à nous guérir et ne doit pas devenir un geste médicalisé se substituant au plaisir d'un acte social. Et pourtant... On commence à fabriquer des bananes-vaccins contre l'hépatite B et des tomates anticancer, par exemple. Ces tomates sont censées contenir plus de carotène, d'où leur prétendue potentialité à diminuer les risques de cancer. Leur promotion se fait sur la peur d'avoir le cancer, mais on omet de préciser que le même effet peut être obtenu par la consommation de carottes. À quand les régimes alimentaires dictés par les sociétés d'assurance ?

4

Des enjeux économiques considérables

Génétique et nucléaire : une comparaison édifiante

La relative jeunesse de la science du vivant et les espoirs immodérés qu'elle fait naître ne sont pas sans rappeler les débuts de la science nucléaire, qui a également suscité des espoirs de production d'énergie illimitée avec le sentiment de domination de la matière. Ces deux développements illustrent les mythes du progrès technologique et de l'inépuisable, qu'il s'agisse des ressources du vivant ou de celles de l'énergie.

Tout d'abord, l'essor du génie génétique résulte de découvertes fondamentales, qui modifient notre façon d'appréhender le monde. De la même façon que la technologie nucléaire s'est développée à partir des découvertes de la physique quantique, qui remettait en question toute la physique newtonienne qui la précédait, le génie génétique s'appuie sur des concepts révolutionnaires liés à la découverte de la structure moléculaire du support de l'hérédité, l'ADN. La physique plongeait au cœur des atomes, de la matière, la biologie moléculaire plonge au cœur du vivant et en décortique les mécanismes élémentaires.

Par ailleurs, les relations entre la matière et l'énergie, révélées par la physique quantique, avaient fait naître l'espoir de ressources énergétiques illimitées. L'énergie nucléaire allait éclairer le monde ! Grâce à elle, la production d'électricité allait être révolutionnée, elle pourrait se passer des centrales thermiques polluantes au charbon ou au pétrole, ou de ces barrages gigantesques qui noient des surfaces considérables et obligent des millions de personnes à quitter leur terre. La science physique allait permettre d'éviter de poser les questions relatives à notre consommation d'énergie, grâce à des développements technologiques spectaculaires.

De la même façon, le mythe du progrès alimente les spéculations quant aux organismes génétiquement manipulés. Grâce à la connaissance intime de la composition et des réactions moléculaires du vivant, nous pensons pouvoir fabriquer de nouvelles plantes ou de nouveaux animaux dotés de qualités extraordinaires qui permettront de vaincre définitivement le fléau de la faim dans le monde. Comme la science nucléaire promettait la fin des risques de pénurie d'énergie, la biologie moléculaire promet une alimentation abondante pour la planète entière. La technologie pourra nous dispenser de toute interrogation sur les phénomènes de pauvreté et d'exclusion, d'injustice dans la répartition des ressources foncières, de perte de terres agricoles en raison de l'urbanisation, du développement des infrastructures, etc., qui sont aujourd'hui parmi les causes principales de la faim dans le monde, bien plus que l'insuffisance globale de la production alimentaire. Le génie génétique nous renvoie l'image de sources alimentaires inépuisables, comme la science nucléaire celle de sources d'énergie inépuisables.

À l'époque, les bénéfices potentiels d'une production d'énergie exigeante en infrastructures et très centralisée n'ont pas échappé aux intérêts économiques de grands consortiums, qu'ils soient privés ou publics, comme EDF ou les entreprises sous-traitantes. De puissants groupes d'intérêt se sont rapidement formés, de façon à pouvoir influer sur les décisions en matière d'approvisionnement d'énergie. Les mérites supposés de la production d'énergie nucléaire, tels que la faiblesse du coût de la production d'électricité en comparaison avec d'autres systèmes, ou l'indépendance énergétique de la France, ont été systématiquement surestimés par ses promoteurs, tandis que les risques sur l'environnement ou la santé ont été systématiquement minimisés, voire niés.

Le potentiel meurtrier du développement des connaissances en physique nucléaire est cependant rapidement apparu et ses applications militaires ne se sont pas fait attendre. La première bombe nucléaire, lâchée sur Hiroshima le 6 août 1945, a précédé l'utilisation pacifique de la fission de l'atome à des fins de production d'énergie et a causé des centaines de milliers de victimes. Les dommages à la santé pour les survivants et leurs descendants se font encore sentir de manière tragique aujourd'hui. L'horreur d'Hiroshima a cependant éveillé le public au terrifiant pouvoir de la fission nucléaire et aux dangers des radiations pour la santé. Il aura néanmoins fallu près de cinquante années après Hiroshima pour qu'un traité international d'interdiction des essais nucléaires soit signé par l'Organisation des Nations unies (ONU).

De même, la progression des connaissances des mécanismes de la vie permet l'utilisation de ces applications à des fins meurtrières. De nombreux pays se dotent secrètement d'armes bactériologiques consistant en virus ou microbes modifiés. Les épidémies de sida ou les contagions par des virus de type Ebola ont montré l'efficacité potentielle des virus émergents, apparus depuis quelques années, et que certains vont jusqu'à soupçonner d'avoir été créés dans des laboratoires de recherche américains [10]. Le développement des techniques du génie génétique ainsi que la fabrication devenue presque commune de vecteurs* pour transférer de l'ADN d'une espèce à l'autre montrent en tout cas que la fabrication volontaire de virus pathogènes dangereux est à portée de main.

Cette comparaison entre le développement du nucléaire et celui du génie génétique est riche d'autres enseignements : plus on a progressé dans la connaissance des propriétés atomiques, plus il est apparu que la production d'énergie nucléaire était difficile à maîtriser, et porteuse de conséquences à très long terme. Les centrales nucléaires utilisent une technologie extrêmement sophistiquée et complexe, très éloignée de la « plomberie » de toute autre centrale de production d'énergie. Leur gestion se révèle infiniment plus complexe qu'on ne l'estimait, et les conséquences d'un accident sans commune mesure avec les accidents industriels classiques. Elles imposent un contrôle permanent pendant des siècles, impliquant pour la première fois les générations futures dans la gestion de réalisations d'aujourd'hui. Les choix d'aujourd'hui ont des conséquences irréversibles sur les générations de demain.

De même, les mécanismes du vivant se révèlent d'une complexité inouïe. Les premiers postulats de la génétique, tels que la stabilité de l'ADN, la relation univoque du gène à la protéine, l'indépendance du génome et de son environnement cellulaire ou écologique, sont battus en brèche par de nouvelles découvertes, qui montrent que les phénomènes sont beaucoup plus complexes que ce que l'on imaginait naguère.

La production alimentaire par génie génétique, la fabrication d'OGM, leur dissémination dans l'environnement et leur introduction dans notre alimentation peuvent provoquer des effets incontrôlables et irréversibles. Les OGM sont fabriqués dans des laboratoires mettant en jeu des technologies extrêmement complexes et onéreuses, nécessitant des mesures de gestion et de protection très rigoureuses, car des accidents peuvent avoir des conséquences particulièrement graves, s'étalant sur des générations. La dissémination des OGM dans l'environnement nécessite des mesures de protection strictes et implique un contrôle de la probable « pollution génétique » ; leur introduction dans l'alimentation impose un suivi à très long terme des impacts sur la santé. Il n'est pas inutile de répéter que, tout comme dans le domaine de l'énergie nucléaire, la généralisation de l'utilisation d'OGM impose aux générations futures l'utilisation de technologies et de systèmes de suivi très complexes pour contrôler les conséquences de nos actions d'aujourd'hui.

Des comités d'experts sont nommés et des organismes de contrôle désignés pour donner leur avis (et surtout leur accord) sur les décisions concernant la production d'énergie nucléaire ou la commercialisation de produits transgéniques, afin d'assurer la sécurité aux différentes étapes de production et aider ainsi à développer la recherche. Les représentants des associations de consommateurs ou de protection de l'environnement ne sont pas, ou très peu, représentés dans ces comités, composés en très grande majorité de chercheurs des disciplines concernées. Leur manque d'indépendance vis-à-vis des acteurs du développement de ces filières est souvent critiqué. En effet, les chercheurs d'une discipline ont en général une vision très optimiste de leur domaine de recherche. Même s'ils ne sont pas toujours directement liés aux intérêts économiques du secteur, il s'agit, dans ces domaines pointus, d'un monde restreint où tous les acteurs se connaissent et peuvent travailler occasionnellement sur des projets communs dans le cadre de leur activité professionnelle, qu'ils soient chercheurs du « public » ou du « privé ». Les passerelles entre instituts publics et privés, entre comités d'experts et ministères, sont nombreuses, ce qui n'est pas sans poser problème.

Par ailleurs, dans ces domaines où la recherche est très onéreuse, de nombreux établissements publics bénéficient de contrats de recherche avec des sociétés privées, qui exploitent commercialement les résultats qu'elles ont contribué à financer et à orienter. Enfin, la prédominance des scientifiques de ces domaines très spécialisés, au détriment de généralistes ou de spécialistes d'autres disciplines connexes, de représentants d'autres secteurs de la société pour une évaluation plus globale et sociétale de ces technologies, conduit inévitablement à un manque d'objectivité des contrôleurs, qui sont à la fois juge et partie.

L'accompagnement très technique du développement du nucléaire comme du génie génétique, ainsi que la complexité des concepts mis en œuvre, ont servi d'alibis pour balayer les inquiétudes du public et l'écarter d'un débat nécessaire autour des nouvelles technologies et de leurs impacts. Les peurs des citoyens sont qualifiées d'irrationnelles et l'on en rejette la cause sur le manque d'information. Pour y faire face, les grandes sociétés liées au lobby du nucléaire ou de l'agroalimentaire utilisent massivement les techniques de la publicité pour vanter les bienfaits de l'énergie nucléaire ou des plantes transgéniques. L'objectivité y est rarement de règle, et les conséquences négatives n'y sont pas mentionnées. En revanche, les grands débats publics, la possibilité de laisser le public choisir les options, ne sont pas envisagés sérieusement, au motif d'une complexité technique inintelligible aux non-spécialistes. Pourtant, la construction de centrales nucléaires ou l'introduction d'OGM dans l'alimentation sont imposées aux citoyens, malgré leurs doutes ou leur opposition, au nom d'un progrès technique qu'il ne saurait être question de contester. Ainsi, une poignée d'entreprises multinationales réussit à imposer sa loi contre la volonté des citoyens. Quant au bien-fondé d'un certain type de développement, que ce soit à propos d'une production d'énergie centralisée et dangereuse, ou d'une alimentation artificialisée et industrialisée, il est tout simplement considéré comme hors du débat. Il faut aller avec le progrès !

Le public avait cependant quelque raison d'être inquiet, comme l'a tragiquement montré l'explosion de la centrale nucléaire de Tchernobyl, en avril 1986. Pourtant, les spécialistes nous l'avaient assuré : la production d'énergie nucléaire est la plus sûre qui soit. Tchernobyl était russe, et pour cela sans doute, intrinsèquement dangereux, nous a-t-on dit ensuite, et, de plus, le nuage radioactif s'est arrêté à la frontière... Avant Tchernobyl, mais heureusement sans faire de victimes, il y avait eu Three Mile Island, qui était américain. Et aujourd'hui, dans un parc nucléaire français vieillissant, les fuites radioactives deviennent de plus en plus fréquentes.

On peut bêtement espérer qu'en cas d'accident biologique, si un vecteur de transgenèse s'échappe d'un laboratoire et devient virulent, il s'arrêtera également à la frontière... Ou encore que, si une pollution génétique affecte gravement l'environnement, elle épargnera les écosystèmes de ce côté-ci de la frontière...

Quant aux fuites radioactives « courantes », on annonce en général qu'elles n'affectent pas l'environnement ni la santé des habitants autour des centrales. La radioactivité ne se voit pas, ne se renifle pas, ne s'entend pas, il est difficile d'imaginer qu'elle est dangereuse. Tout comme la pollution génétique, elle est invisible et ses effets ne se manifestent qu'à long terme : il est dès lors facile d'accréditer l'idée fausse qu'elle n'est pas dangereuse. Mais, lorsque ces effets deviendront visibles, il sera trop tard pour y remédier, car la durée de vie des matériaux radioactifs peut atteindre plusieurs dizaines de milliers d'années. De même, la pollution génétique, aussi invisible que la pollution radioactive, est irréversible. Les OGM sont des organismes vivants qui se reproduisent, et une fois disséminés dans l'environnement, on ne peut les arrêter ou les faire rentrer au laboratoire.

Le nucléaire et le génie génétique procèdent bien de la même logique. Une croyance aveugle dans le progrès technique a amené à promouvoir une nouvelle technologie très rapidement après les découvertes scientifiques rendant possible son développement, qui requiert d'énormes moyens techniques. Ces moyens centralisés de contrôle et de gestion sont aux mains d'un petit nombre de grosses sociétés, et cela sans l'accord des citoyens et le plus souvent même contre leur volonté. Une élite technocratique en assure la promotion et le développement avant même que tous les problèmes potentiels d'ordre écologique, sanitaire ou sociétal aient été évalués.

La commercialisation du génie génétique

Dès les années soixante-dix, il est apparu que le développement des techniques du génie génétique pouvait permettre de gagner beaucoup d'argent et, principalement aux États-Unis, les petites entreprises de biotechnologie se sont créées par centaines. La première entreprise dans le domaine, on l'a vu, fut Genentech, fondée par le généticien moléculaire Paul Berg, qui avait signé la déclaration d'Asilomar en faveur d'un moratoire sur les recherches portant sur l'ADN recombinant un an plus tôt.

Les débuts de l'aventure du génie génétique ont été marqués par la fièvre de la création de petites entreprises de recherche. Un grand nombre de chercheurs ont pressenti les gains financiers considérables pouvant résulter du développement de nouveaux produits grâce aux techniques du génie génétique et ont quitté les universités et les centres de recherche pour fonder leur entreprise et devenir des hommes d'affaires.

On comptait au milieu des années quatre-vingt-dix environ mille trois cents sociétés en génie génétique, mais les bénéfices ne sont pas encore au rendez-vous et très peu font des bénéfices substantiels Les difficultés du passage d'une découverte à son application industrielle sont considérables et les coûts de recherche dans ce secteur sont faramineux. Un tiers des sociétés de génie génétique disposent de moins d'un an de trésorerie devant elles.

Derrière l'intérêt soulevé par le développement du génie génétique et des possibilités de transgenèse, il y a des marchés et des bénéfices considérables entrevus par les sociétés agrochimiques, agroalimentaires, semencières et pharmaceutiques. De nouvelles alliances se nouent, qui favorisent l'émergence d'un secteur des « sciences de la vie », utilisant les complémentarités des différents secteurs concernés par la révolution biotechnologique. Les sociétés agrochimiques apportent leur capital et leur expertise dans la commercialisation d'intrants*, les sociétés semencières apportent leurs variétés de semences développées tout au long d'années d'amélioration variétale classique et les entreprises de biotechnologie leur savoir-faire dans le domaine de la recherche. La frénésie de la recherche de partenaires dans ce secteur a été qualifiée par les analystes économiques de « version semencière de l'amour libre, parce que c'est dur de savoir qui collabore avec qui » [19].

Les analystes économiques considèrent que les biotechnologies utilisant le génie génétique devraient représenter entre l'an 2005 et 2010 un marché de l'ordre de 110 à 120 milliards de dollars par an. Et leur importance devrait ultérieurement continuer à croître de manière importante. Dans le domaine de la pharmacie, on estime que d'ici vingt à trente ans le génie génétique interviendra dans la fabrication de près de 50 % des médicaments mis sur le marché. Dans le domaine agricole, on estime couramment que les revenus de la biotechnologie pourraient se situer entre 2 et 4 milliards de dollars en l'an 2000, et atteindre 25 milliards en l'an 2010 [19].

Aux États-Unis, au Japon, en Europe, beaucoup de spécialistes considèrent que les biotechnologies sont l'une des principales formes de la modernité et que leur maîtrise est indispensable à tout pays désireux de se compter au nombre des grandes puissances économiques mondiales [4]. La Commission européenne a inscrit le génie génétique et les biotechnologies parmi les secteurs dont elle espère qu'ils seront porteurs de croissance [20]. En 1995, le secteur européen des biotechnologies a enregistré un chiffre d'affaires de plus d'un milliard d'écus, et les investisseurs dans le

« capital-risque » ont injecté quelque 100 millions d'écus dans le secteur au cours de la même année. Naturellement, la valeur boursière totale de ces sociétés est largement supérieure.

Cet enthousiasme des marchés financiers repose sur un très petit nombre de produits réellement commercialisés, après environ vingt ans de recherche en génie génétique [21]. La commercialisation de produits issus du génie génétique n'a commencé qu'en 1994, aux États-Unis, avec l'hormone de croissance laitière fabriquée par des bactéries génétiquement manipulées et la tomate au mûrissement ralenti. Ces deux produits ont été suivis par du soja génétiquement modifié pour résister à un herbicide, du maïs, du coton et des pommes de terre génétiquement manipulés pour résister aux insectes. En 1998, vingt-sept produits, représentant différentes variétés de six espèces, étaient commercialisés aux États-Unis, mais trois seulement avaient obtenu l'autorisation de mise sur le marché en Europe : le soja, le maïs et le colza — seul le maïs étant autorisé à la culture.

Le succès apparent du génie génétique s'appuie donc sur la promesse de profits à venir plus que sur les ventes de produits existants, ce qui crée une forte pression visant à maintenir un flux de bonnes nouvelles, afin de maintenir le prix des actions à un niveau élevé : toute mauvaise nouvelle, toute difficulté et tout obstacle à la commercialisation d'un produit issu du génie génétique font plonger la valeur des actions de l'entreprise [22].

Par exemple, lorsqu'on apprit que du coton transgénique créé par la société Monsanto pour résister aux insectes et vendu par l'intermédiaire de la société Delta and Pine Land (DPL) fut, dans certaines régions du Texas (voir chapitre suivant), attaqué par les insectes dont il était censé se défendre, les actions de DPL chutèrent brutalement de 6,25 dollars, pour tomber à 27,50 dollars avant que les transactions ne soient interrompues et celles de la société Monsanto baissèrent de 2,25 dollars, tombant à 28,25 dollars [19]. Le niveau d'interdépendance entre les sociétés est de plus en plus élevé, et la défaillance d'un produit peut nuire au niveau des actions de toute la branche. Maintenir les actions à un niveau élevé est important dans un secteur où les rachats et les fusions sont aussi fréquents.

La nécessité commerciale de disposer de « bonnes nouvelles » induit une forte pression sur les milieux scientifiques, dont on espère des résultats positifs et rapides en laboratoire. La recherche dans ce domaine étant dominée de façon croissante par les sociétés privées au détriment de la recherche publique, l'application commerciale des découvertes scientifiques devient un enjeu majeur. La pression commerciale considérable et les bénéfices attendus raccourcissent les délais entre les découvertes de la biologie moléculaire, les outils technologiques qui en découlent et la mise sur le marché de produits génétiquement manipulés.

Durant les vingt premières années de la biotechnologie moderne, environ quarante produits issus du génie génétique ont été approuvés aux États-Unis et plus de vingt sont sur le marché, sans avoir été testés pour leurs effets à long terme sur l'environnement et la santé. On s'attend à ce que plus de quarante autres soient approuvés dans les cinq prochaines années...

Les acteurs et les concentrations

Le développement de l'agriculture transgénique est soutenu par trois secteurs : l'industrie des semences (Pioneer, Limagrain, DeKalb...), l'industrie agrochimique (Novartis, Du Pont de Nemours, Monsanto...), ainsi que les entreprises du génie génétique (Calgene, Plant Genetic Systems...).

Des budgets de recherche faramineux

Le budget mondial de la recherche en amélioration des plantes est difficile à évaluer ; on peut néanmoins admettre que le budget de recherche des organismes privés et publics dans les pays développés est globalement de l'ordre de 800 à 900 millions de dollars [7].

La part dévolue à la biotechnologie était estimée en 1988 à 300 millions de dollars, dont 200 pour le secteur privé et 100 pour le secteur public [24]. La moitié des investissements privés proviendrait des industries semencières et l'autre moitié d'entreprises de biotechnologie et/ou de groupes chimiques non directement impliqués dans les semences [25]. En 1995, le montant des budgets « biotech-nologies » des entreprises semencières était probablement encore plus élevé et pouvait être estimé à 125 millions de dollars. Pour la France, on l'estimait à 80 millions de francs [7].

La prise de pouvoir des industriels de l'agrochimie sur les semences

Pour rester dans la course, les industriels de l'agrobiotech-nologie devront être capables de dégager des moyens de plus en plus considérables, de l'ordre du milliard de dollars, pour leurs programmes de recherche. Ces coûts gigantesques de recherche et développement favorisent la concentration des plus grosses entreprises. Les industriels des semences, même les plus importants du secteur, ne peuvent assumer seuls les coûts de recherche de nouvelles semences transgéniques. À titre d'exemple, Pioneer Hi-Bred, la plus grosse société mondiale de semences, disposait en 1995 d'un budget de recherche de 136 millions de dollars, pour des ventes de 1,7 milliard [26].

L'ensemble du secteur des semences représente un chiffre d'affaires bien en deçà des budgets de recherche nécessaires pour innover dans le secteur. On évalue en effet la consom-mation totale de semences au niveau mondial à environ 50 milliards de dollars, dont les échanges commerciaux représentent quelque 30 milliards. Ce chiffre est très faible si on le compare à la valeur de la production agricole et à celle de la production agroalimentaire, comme le montrent les chiffres d'affaires de ces secteurs, présentés dans le tableau suivant, pour 1995 [7].

Chiffre d'affaires mondiaux (milliards de dollars, 1995)	
Semences	20
Production agricole végétale	400-500
Produits transformés	1 000-1 200

Le marché intérieur français des semences représente, quant à lui, 1,8 milliard de dollars par an, également très faible en comparaison des chiffres d'affaires des secteurs de la production agricole et des produits transformés, selon des données de 1990 [23] :

Chiffre d'affaires en France (milliards de francs, 1990)	
Semences	9
Production agricole végétale	330
Produits transformés	650

Manquant des ressources financières nécessaires au développement de semences transgéniques, mais fortes de compétences très utiles dans la production et la commercialisation de semences, les sociétés de semences sont un objectif majeur d'acquisition pour les multinationales de l'agrochimie lancées dans la course biotechnologique.

Un autre objectif d'acquisition réside bien entendu dans les entreprises de biotechnologie, qui se sont créées par centaines lorsque débutait dans l'enthousiasme l'aventure du génie génétique. Les offres publiques d'achat (OPA), souvent qualifiées d'inamicales, où les plus grosses entreprises agrochimiques achètent à tour de bras les entreprises capital-risque qui s'étaient aventurées dans le domaine, n'ont pas permis de survivre à beaucoup de ces dernières. Sur les mille trois cents sociétés américaines présentes dans le domaine du génie génétique, trois seulement — Amgen, Genzyme et Biogen — ont été capables de commercialiser un produit sous leur nom et de rester indépendantes.

Les agriculteurs et les consommateurs assistent, impuissants, à l'intégration forcée de ces différents secteurs et aux bagarres et alliances entre les acteurs de l'industrie agrochimique, fer de lance de cette transformation de l'alimentation ; ceux-ci nouent des alliances et achètent les entreprises des secteurs semencier et du génie génétique, à un rythme frénétique.

Ce mouvement de recomposition massive englobe l'ensemble de la production, agrochimique, semencière, pharmaceutique et, de plus en plus, agroalimentaire. On assiste à la naissance d'un nouveau secteur extrêmement puissant, des « sciences de la vie », qui regroupe les compétences des différents secteurs précédents et se livre une bataille à l'échelle mondiale. Une dizaine de conglomérats sont en train d'émerger, issus des professionnels de l'agrochimie. De plus en plus, le secteur de la chimie, jugé moins porteur de développement et associé à une image peu reluisante aux yeux du public, est vendu par ses anciens champions au profit du nouveau secteur bien plus « propre » de la génétique.

La société Novartis est née en décembre 1996 de la fusion des deux géants suisses de la chimie, Ciba-Geigy et Sandoz. Grâce à cette fusion, Novartis se qualifie de leader mondial des sciences de la vie, avec un chiffre d'affaires de près de 28 milliards de francs suisses et près de 100 000 employés. Elle est présente dans les domaines de la santé, de l'agriculture et de la nutrition. La division Pharma, qui fabrique et commercialise des spécialités pharmaceutiques, est la première au niveau mondial. Dans le domaine agricole, Novartis est le numéro deux mondial pour les pesticides et pour les semences, et numéro trois pour la santé animale. Novartis est le détenteur du maïs transgénique résistant à la pyrale, qui a été autorisé en 1998 à la culture commerciale en France. Il n'est donc pas indifférent que Novartis ait décidé de s'associer avec la compagnie française Maïsadour, qui possède 150 hybrides de maïs. Le mariage doit être célébré le 1er juillet 1999 et l'on peut évidemment comprendre que cette liaison facilitera pour Novartis la diffusion de ses variétés transgéniques sur notre territoire. Dans le domaine de la nutrition, Novartis est le numéro deux de la nutrition médicale, numéro un pour l'alimentation diététique et l'un des premiers mondiaux de la nutrition pour bébés. Ses marques les plus connues sont Gerber, Ovomaltine, Gerblé ou Céréal [27]. Il est difficile de penser, lorsqu'on achète un aliment diététique de Novartis, qu'il s'agit d'une société issue d'entreprises chimiques, dont l'une est surtout connue par des épisodes très graves de pollution du Rhin.

Au cours de l'année 1997, le groupe pharmaceutique Hoechst, dont l'association en joint-venture avec un autre géant de la chimie, Schering, a donné naissance à AgrEvo, un des géants de l'agrochimie mondiale, a acquis une des plus célèbres entreprises de biotechnologie, la société belgo-néerlandaise Plant Genetic Systems (PGS), pour plus de 700 millions de dollars.

Plant Genetic Systems, créée en 1982 par les chercheurs universitaires qui avaient développé en laboratoire la première plante transgénique, un tabac résistant à la kanamycine, est la plus importante société européenne dans le domaine du génie génétique. La société a également été la première à développer des plantes transgéniques capables de synthétiser des protéines humaines (colza producteur d'encéphaline) et a mis au point de nombreuses variétés de maïs, de colza et d'espèces potagères résistantes aux insectes ou tolérantes au Liberty, un herbicide à base de glufosinate, produit par l'agrochimiste AgrEvo. Elle est également à l'origine des premières semences de colza génétiquement modifié « mâle stérile », qui sont en vente au Canada et ont obtenu en 1998 l'autorisation de mise sur le marché au niveau européen ; elle s'apprête en 1999 à commercialiser un maïs et une chicorée génétiquement modifiés.

Un volume de ventes annuelles de l'ordre de 5 millions de dollars est toutefois insuffisant pour parvenir à mettre sur le marché des produits de façon rentable. Reste que la société PGS possède une panoplie d'au moins quarante-six brevets extrêmement intéressants dans les domaines de la résistance aux herbicides, de la stérilité mâle et de la protection contre les insectes. En particulier, elle possède deux brevets très larges sur les technologies d'insertion du gène Bt, dont les royalties pourraient être considérables au vu de l'intérêt des semenciers pour cette caractéristique. Estimant que les produits en cours de développement à PGS devraient permettre un chiffre d'affaires de plus de deux milliards de dollars à partir de 2005, AgrEvo a déboursé la somme considérable de 730 millions de dollars pour acquérir PGS, soit plus du double de la valeur estimée de la société à l'époque, s'endettant elle-même dans le processus. Mais il était d'autant plus urgent de se décider que d'autres sociétés, comme Zeneca, Novartis, Bayer ou Du Pont de Nemours tournaient autour de la petite société belgo-néerlandaise [28].

L'intérêt de Hoechst pour le génie génétique est plus récent que celui d'autres grands du secteur. Jusqu'à présent, Hoechst était orienté principalement sur la chimie, dont il est tout de même le numéro un mondial. Mais la conjoncture porte à croire au déclin de l'industrie chimique et, à l'inverse, au développement du génie génétique. À l'occasion de l'introduction de Hoechst à Wall Street le 24 septembre 1997, Jürgen Dormann, son patron, a annoncé la mise en vente de l'ensemble de ses activités chimiques, soit 25 milliards de marks de chiffre d'affaires annuel (85 milliards de francs). Hoechst souhaite devenir un groupe présent uniquement dans les sciences de la vie, c'est-à-dire la pharmacie (Hoechst Marion Roussel), l'agrochimie (AgrEvo, en joint-venture à 60 % avec Schering) et la santé animale, trois secteurs dont le génie génétique devrait permettre un développement économique rapide et lucratif [29].

Néanmoins, la taille de la société n'était pas encore suffisante pour lui permettre de jouer dans la cour des géants du secteur, ce qui était également le cas de la plus grande société agrochimique française, Rhône-Poulenc. À la fin de l'année 1998, Hoechst et Rhône-Poulenc annonçaient leur fusion et la création de leur société commune, Avantis, qui est appelée à devenir le numéro deux mondial dans le domaine des sciences de la vie (agrochimie et pharmacie), derrière Novartis. Elle emploiera 95 000 salariés et réalisera un chiffre d'affaires annuel de 20 milliards de dollars.

Zeneca Agrochemicals est le numéro trois mondial des fournisseurs du marché de la protection des plantes, avec des ventes de 3 milliards de dollars en 1996 dans plus de cent trente pays à travers le monde, et le créateur d'une tomate génétiquement modifiée au mûrissement retardé, déjà présente dans les concentrés de tomate en vente au Royaume-Uni. Il appartient au géant Zeneca Group Plc, une entreprise majeure du secteur des sciences de la vie, spécialiste du développement, de la fabrication et de la commercialisation de produits pharmaceutiques et agrochimiques. Avec un chiffre d'affaires annuel de 9 milliards de dollars, il s'est lui aussi lancé dans la course aux acquisitions, dans la biotechnologie et le secteur des semences.

Il a acheté en juin 1997 une société biotechnologique parmi les plus en pointe, Mogen International, engagée dans les manipulations génétiques pour le développement de plantes résistantes aux nématodes et maladies fongiques, et la production d'enzymes et de carbohydrates, pour la somme de 75 millions de dollars.

Puis, en décembre 1997, Zeneca a annoncé qu'il prenait une option pour acheter 20 % de la compagnie ExSeed Genetics, une société de technologie des semences créée en 1995 pour fabriquer des produits à valeur ajoutée à destination de l'industrie de la meunerie et de la fabrication d'huiles, de l'alimentation animale et des transformateurs de l'industrie alimentaire. Pour les dirigeants de Zeneca, cet investissement dans une société d'amélioration des semences représente une étape supplémentaire de la stratégie d'expansion dans la biotechnologie agricole et complète l'acquisition de Mogen International [30]. Suivant également l'exemple des autres multinationales du secteur, Zeneca a annoncé la mise en vente de sa division de spécialités chimiques, à l'exception de sa filiale Marlow Food, abandonnant donc le secteur « sale » et de moins en moins « à la page » de la chimie pour se concentrer sur le nouvel eldorado des sciences de la vie.

Dow Elanco, firme multinationale basée à Indianapolis aux États-Unis, est spécialisée dans la production agricole et la lutte contre les ravageurs, avec des ventes annuelles de plus de 2 milliards de dollars. Elle aussi fait partie du petit groupe de multinationales qui se battent sur les marchés émergents du génie génétique. Elle a signé en décembre 1997 un accord de licence avec Garst Seed Company, un des leaders dans le domaine de l'insertion de gènes dans les plantes, pour créer des hybrides résistants aux herbicides ou aux insectes. Le contrat accorde une licence non exclusive à Dow Elanco pour l'utilisation de la technologie de modification génétique Whiskers™ dans ses programmes de recherche et développement. Whiskers est une technologie simple et très efficace de transformation qui permet d'introduire des gènes dans les cellules des plantes grâce à de minuscules fibres de carbure de silicone, brevetée par l'entreprise mère de Garst, Advanta, qui est une entreprise mixte de Zeneca et Cosun, une société sucrière européenne.

Advanta est la quatrième société semencière mondiale, elle est présente sur les principaux marchés mondiaux de semences. La licence accordée à Dow Elanco porte sur la recherche et le développement de maïs et de trois autres plantes transgéniques, mais elle prévoit l'utilisation de ces techniques pour d'autres cultures dans le futur.

Pour Dow Elanco, cet accord est l'action la plus récente d'une série destinée à lui permettre de devenir un développeur et un vendeur mondial de brevets donnant une valeur ajoutée aux cultures. Il fait suite à une série impressionnante d'opérations : acquisition en deux étapes de la société de biotechnologie Mycogen Corporation, qui développe et commercialise des plantes transgéniques, notamment du maïs résistant aux insectes ; annonce d'un accord avec Seed Genetics Inc. (SGI) pour la commercialisation du maïs à haute teneur en huile créé par Dow Elanco, et enfin annonce d'une alliance stratégique avec SemBioSys pour la commercialisation de découvertes dans les plantes recombinées. Ces dernières pourraient permettre de produire des protéines spécifiques utilisées dans les secteurs des produits pharmaceutiques, des vaccins et de l'alimentation animale [31].

Le monde de l'agrochimie tente de pénétrer le secteur agroalimentaire

L'aval de la filière, constituée par les industriels de l'agroalimentaire, a également entamé un gigantesque mouvement de concentration et la plus grande part du marché de l'alimentation industrielle est accaparée par un petit nombre de très grandes sociétés, telles que Nestlé, Unilever ou Danone. L'industrie agroalimentaire, qui a besoin de produits standardisés, n'a pas tardé à réaliser les profits considérables à attendre des avancées du génie génétique. Les produits agricoles allaient pouvoir être « taillés sur mesure », génétiquement modifiés pour une parfaite uniformité et des qualités déterminées en fonction des exigences du marché.

Le secteur agroalimentaire est bien plus important que celui des semences ou de l'agrochimie et il attise bien des convoitises de la part des acteurs des biotechnologies. C'est le secteur industriel qui connaît la plus forte progression au niveau mondial : le volume annuel de sa production est estimé à quelque 12 000 milliards de francs, et le commerce de produits alimentaires a été multiplié par deux au cours des dix dernières années.

Une quinzaine de pays, dans l'hémisphère Nord, réalisent à eux seuls 70 % des ventes mondiales. L'Union européenne compte pour 34 % de ce total, suivie des États-Unis (25 %) et du Japon (17 %). La France est le premier exportateur mondial de produits alimentaires transformés, devant les États-Unis et les Pays-Bas. Cela explique sans doute en partie pourquoi la France a été traditionnellement le pays européen qui a le plus favorisé le développement de la transgenèse végétale et animale. En 1995, le chiffre d'affaires annuel du secteur agroalimentaire atteignait 735 milliards de francs, avec 397 000 salariés employés dans 4 200 entreprises, certaines de taille internationale. Danone, sixième groupe mondial de l'alimentaire, réalise un chiffre d'affaires annuel de 72 milliards de francs, emploie 82 000 personnes et possède 212 usines dans le monde. L'industrie agroalimentaire française est le premier secteur industriel du pays, et pèse donc un poids considérable dans les instances réglementaires.

L'expansion très rapide de l'industrie agroalimentaire est liée à l'industrialisation des économies et à l'expansion de l'urbanisation et des modes de vie urbains. Elle devrait donc se poursuivre avec le développement des pays du Sud et leur urbanisation croissante. Les entreprises de l'agroalimentaire voient dans le développement de leur capacité à utiliser le génie génétique un moyen de renforcer leur position dominante dans ce secteur alors que la compétition mondiale devient de plus en plus rude.

L'exemple des récentes acquisitions de la société chimique américaine Du Pont de Nemours illustre bien la volonté du secteur de l'agrochimie de pénétrer dans le domaine alimentaire. Après avoir été observateur pendant des années des mouvements d'achats et de fusion, tant du côté des semenciers que de la production alimentaire industrielle, Du Pont a acheté en 1997 pour près de 2 milliards de dollars (plus de 10 milliards de francs) 20 % du capital de la plus grande société semencière mondiale, Pioneer Hi-Bred International Inc, au prix de 104 dollars par action, soit 37 % de plus que son cours en Bourse.

Du Pont craignait de se voir distancé par les deux premiers du secteur, Novartis et Monsanto. Il a également signé en 1997 une lettre d'intention avec l'entreprise agroalimentaire Ralston Purina, en vue d'acheter sa filiale Protein Technologies International (PTI), le leader mondial des protéines de soja pour les industries alimentaires et papetières.

PTI détient 75 % de ce marché, qui concerne les substituts de viande, le lait en poudre pour nourrissons, les fromages et pains à teneur réduite en calories ou les boissons nutritives, et réalise un chiffre d'affaires annuel de 421 millions de dollars, avec 12 000 employés dans soixante-quinze pays. Du Pont entre ainsi de plain-pied sur le marché de l'alimentation humaine et s'est hissée d'un coup au rang de compétiteur mondial pour Monsanto, Novartis, AgrEvo.

Du Pont et Pioneer devaient investir ensemble quelque 400 millions de dollars en 1998, dont une partie devait être affectée à leur future joint-venture, Optimum Quality Grains, chargée de développer et commercialiser des céréales aux caractéristiques nutritionnelles améliorées. Le programme portera sur la modification du maïs, du soja et des autres oléagineux afin d'optimiser leur teneur en huile, protéines et hydrates de carbone. Dès 1998, Du Pont produisait 400 000 hectares de son maïs « Optimum », une variété contenant environ deux fois plus d'huile que le maïs traditionnel [32].

Comme on le voit, des cartels extrêmement puissants se forment, pour lesquels l'arme alimentaire devient une réalité car ils contrôlent, directement ou par jeux d'alliances, tous les échelons de la production alimentaire, depuis la production de semences, base de l'alimentation mondiale, jusqu'à la fabrication de produits alimentaires industrialisés pour la consommation à grande échelle. Ces nouvelles méga-industries des sciences de la vie peuvent exercer des pressions très fortes sur les producteurs, voire sur des États, pour influencer leur politique agricole, en contrôlant les processus de la production alimentaire.

5

Monsanto : tout pour la biotechnologie

Aucune autre entreprise issue de la chimie ou de l'agro-chimie ne s'est aventurée dans le domaine du génie géné-tique aussi intensément que la multinationale américaine Monsanto. S'affirmant comme un « leader » en matière de biotechnologie, cette société, qui emploie plus de 30 000 salariés dans le monde, fabrique une large gamme de produits faisant appel au génie génétique. Il est clair pour ses dirigeants que la « révolution biotechnologique » va faire converger des secteurs autrefois disparates pour créer une industrie des sciences du vivant, combinant les entreprises des secteurs de l'agriculture, de l'alimentation et de la nutri-tion et les industries pharmaceutiques et du secteur de la santé.

Quatre milliards de dollars de profits

Avec des ventes annuelles s'élevant à environ 9 milliards de dollars et des profits de près de 4 milliards de dollars, Monsanto n'est pas tout à fait un nain du secteur chimique. Jusqu'en 1998, le groupe menait quatre types d'activités, les produits pour l'agriculture, la chimie de base, les produits pharmaceutiques et enfin les ingrédients alimentaires. Le tableau suivant détaille les activités des quatre divisions de Monsanto [19].

Produits pour l'agriculture	
Ceregen	Développe des produits chimiques et transgéniques pour l'agriculture. Cette unité a introduit ses premiers produits en 1996 : coton protégé des insectes grâce au gène Bollgard et pomme de terre NewLeaf résistante aux doryphores.
Crop Protection	Un des leaders mondiaux dans le développement, la production et la commercialisation de produits de protection des plantes (pesticides), entre autres le Round-up et autres herbicides à base de glyphosate, ainsi que le Harness et autres herbicides à base d'acétanilide. C'est cette division qui commercialise la technologie « Round-up Ready » pour le soja et le colza, pour les rendre tolérants au Round-up.
Produce	Recherche, développe et commercialise des fruits et légumes frais, utilisant à la fois les techniques de croisement classiques et le génie génétique pour améliorer l'efficacité de la production alimentaire.
Protiva	Développe et commercialise des produits dits de santé animale. Le premier produit de Protiva fut la fameuse hormone laitière (BST) qui, injectée aux vaches, leur fait produire plus de lait, avec les problèmes évoqués plus haut (*cf. supra*, chapitre 3).
Solaris	Fabrique et distribue l'herbicide Round-up pour les usages résidentiels et particuliers. Publie des livres sur le jardinage et l'amélioration de la maison.

Branche chimie	
Fibres	Fabrique et commercialise des fibres Nylon et acrylique, ainsi que des intermédiaires de Nylon pour l'ameublement et les usages industriels.
Growth Enterprises	Composé de plusieurs unités plus petites susceptibles de servir de plates-formes de croissance pour la société Monsanto, explore les nouvelles possibilités commerciales.
Performance Materials	Développe, fabrique et commercialise des phosphates utilisés dans des applications médicales, personnelles et industrielles. Produit également une matière première clé pour l'herbicide Round-up.
Saflex	Produit et vend des couches plastiques Saflex pour les fabricants de verre pour les vitres automobiles et dans les applications architecturales, telles que les vitres pour les immeubles commerciaux et d'habitation.
Specialty Products	Sous-traite pour la construction de véhicules, d'avions, de produits chimiques, d'ameublement. Produit, par exemple, des fluides hydrauliques pour l'aviation, des adhésifs sensibles à la pression, des plastifiants pour les revêtements de vinyle, des chlorobenzènes pour les caoutchoucs...

Industrie pharmaceutique	
Searle	Développe, produit et commercialise des médicaments, contre l'arthrite, l'hypertension, l'insomnie, les ulcères...

Ingrédients alimentaires	
Benevia	Commercialise des produits de consommation, tels que les sucrettes Equal, Canderel et Nutrasweet.
The NutraSweet Kelco Company	Fabrique et vend des ingrédients alimentaires, tels que les sucrettes Nutrasweet, contenant de l'aspartame, les gommes à la xanthane Keltrol, des alginates...

Ce groupe industriel est devenu tristement célèbre pendant la guerre du Viêt-nam, en tant que fabricant du défoliant « Agent orange », produit hautement toxique utilisé par les troupes américaines. De plus, il y a quelques années encore, Monsanto était l'un des plus grands producteurs de ces composés appelés polychlorobiphényles, utilisés par exemple comme fluide réfrigérant dans les transformateurs électriques. Les polychlorobiphényles, ou PCB, sont des organochlorés extrêmement toxiques et reconnus comme cancérigènes. Leur fabrication est désormais interdite, mais comme ces composés sont, à l'instar de tous les organochlorés*, très peu biodégradables, il est devenu urgent de les éliminer, ce qui se révèle très difficile car leur incinération provoque la formation de dioxines*.

Mais, de nos jours, la chimie fait « sale », et les produits toxiques qu'elle concocte sont de plus en plus critiqués pour leurs impacts écologiques. L'avenir, selon Monsanto, n'est plus à la chimie, mais à la biotechnologie. Monsanto a donc annoncé en 1997 à grand renfort de publicité qu'elle s'était scindée en deux firmes, l'une appelée « Solutia », consacrée à la chimie appliquée, et l'autre, gardant le nom de « Monsanto », pour les sciences de la vie. Selon Monsanto, la division consacrée aux sciences de la vie permettra de dépasser les prévisions financières de ses investisseurs tout en offrant une alimentation meilleure et plus abondante à une planète dont la croissance démographique reste élevée, tout en apportant bien sûr des solutions écologiques durables.

Pour cela, la firme a investi de 1995 à 1997 près de 2 milliards de dollars en participations dans le capital de semenciers et d'entreprises de biotechnologie. Elle a acquis

Calgene, le producteur de la célèbre tomate *Flavr Savr* en 1995, puis, en janvier 1996, une participation à hauteur de 14 % dans Ecogen pour sa « bibliothèque » de gènes Bt. Après avoir pris en mars 1996 le contrôle de 40 % du numéro deux mondial des semences de maïs, DeKalb Genetics, elle a racheté pour un milliard de dollars un autre semencier, Holden's Foundation Seeds, qui contrôle environ 35 % des lignées germinales de maïs américain, et Agracetus, qui détient des brevets sur toutes les manipulations génétiques du coton, en août 1996.

En septembre 1996, Monsanto signait une lettre d'intention avec Empresas La Moderna (ELM) pour acheter la société de semences Asgrow, pour ses semences de maïs et de soja, tandis qu'ELM garderait les semences de légumes. Enfin, Monsanto a annoncé en 1998 son intention d'acquérir la société Delta and Pine Land Co, première société de semences de coton pour les États-Unis. Cet achat, estimé à près de 2 milliards de dollars, était examiné en 1999 par les autorités antitrust américaines, ce qui va sans doute imposer à Monsanto de se défaire d'une autre entreprise semencière. Monsanto se place en position de leader sur les semences de coton, de maïs et de soja et s'approprie une part prédominante du germoplasme* mondial de ces plantes, sur lequel il lui sera de plus en plus facile d'imposer sa technologie génétique. Cette pénétration des marchés sera encore facilitée par une nouvelle acquisition d'importance, les opérations semencières internationales de Cargill en Amérique latine, Europe, Asie et Afrique pour 1,4 milliard de dollars. Par le contrôle, entre autres, de Cargill's semences France, Monsanto s'assure des débouchés pour ses plantes transgéniques dans notre pays.

De plus, Monsanto a également conclu des accords de licence avec Pioneer Hi-Bred sur des technologies clés du soja et du maïs. Le tableau suivant résume ses investissements dans le domaine de la biotechnologie jusqu'à 1997 [19].

Société	Date	Prix payé (millions de dollars)	Participation (%)
Delta Pine	1993-1996	> 6	8
Calgene	1995-1996	80	55
Ecogen	1996	10	14
DeKalb	1996	150	40
Agracetus	1996	150	100
Asgrow (lettre d'intention)	1996	240	100
Holden's Foundation Seeds	1997	1 000	100

L'herbicide Round-up

Le Round-up est un herbicide total à base de glyphosate inventé par la firme Monsanto en 1970 et commercialisé depuis 1976. Il est rapidement devenu l'herbicide le plus vendu au monde, enregistré dans cent trente pays et utilisé sur plus de cent cultures pour trois cents espèces de « mauvaises herbes ». Il représente environ 15 % du total des ventes de Monsanto, pour une valeur annuelle d'environ 1,5 milliard de dollars. Rien qu'aux États-Unis, on estime à 11 800 tonnes les quantités de Round-up annuellement répandues sur les champs, les bords des routes et les jardins.

Mais les droits de propriété industrielle pour cet herbicide développé en 1973 sont arrivés à expiration en 1991 pour la plupart des marchés et arrivent à expiration en l'an 2000 aux États-Unis. On aurait pu penser que la prochaine mise en concurrence du Round-up avec d'autres herbicides équivalents à l'expiration du brevet sèmerait la tempête dans l'entreprise qui en avait fait son produit phare, mais curieusement ce calendrier a semblé au contraire accroître la valeur boursière de l'entreprise. De plus, Monsanto compte dépenser près de 200 millions de dollars pour augmenter sa production de Round-up, et l'a déjà doublée dans la seule année 1995. La compagnie a, par exemple, décidé de construire au Brésil la plus grosse usine de fabrication de Round-up de l'Amérique latine, qui produira plus de 25 000 tonnes de l'herbicide par an.

La raison en est que, depuis la fin des années quatre-vingt, Monsanto développe dans ses laboratoires des plantes génétiquement manipulées pour résister au Round-up. Jusqu'à aujourd'hui, le Round-up ne pouvait être utilisé en culture qu'avant que les plantes cultivées ne sortent de terre, car il tue tous les végétaux sans discrimination. Les plantes résistantes au Round-up possèdent l'avantage de pouvoir être arrosées de ce toxique sans en être affectées, ce qui devrait dans un premier temps faciliter le travail de l'agriculteur. Comme on le verra au chapitre suivant, il s'agit là cependant d'une vision trop optimiste et à très court terme.

Les autorités réglementaires américaines et européennes lui ayant permis de breveter ses plantes transgéniques, Monsanto s'est assuré l'exclusivité des droits sur la production des espèces génétiquement modifiées pour résister à l'herbicide Round-up, baptisées du nom générique *Round-up Ready* (prêtes pour le Round-up). Ainsi, grâce au brevet sur les espèces de plantes qui nécessitent l'utilisation du Round-up, la société Monsanto prolonge de fait la durée de ses droits sur le Round-up, qu'elle contraint les cultivateurs de plantes Round-up Ready à utiliser. Dans le même temps, Monsanto a obtenu des autorités d'Argentine l'autorisation de commercialiser le soja Round-up Ready et est en voie de l'obtenir du Brésil. Tout se tient !

Le Round-up est souvent qualifié d'herbicide « amical », car il a la réputation d'être sans danger pour l'environnement et la santé humaine. « Le Round-up se décompose rapidement dans le sol, affirme-t-on chez Monsanto. Même après une utilisation de longue durée, il n'y a aucune conséquence sur l'environnement. » Ces déclarations semblent ignorer le simple fait que n'importe quel herbicide laisse des traces dans l'environnement, puisque son rôle est de détruire les herbes indésirables dans les champs...

Ainsi, le glyphosate, principe actif du Round-up, est toxique pour un grand nombre d'insectes bénéfiques, prédateurs de ravageurs. Il pourrait conduire à l'augmentation de l'utilisation d'insecticides, autres produits chimiques extrêmement toxiques. L'Organisation internationale pour la lutte biologique (OILB) a montré que le Round-up causait la mort d'environ 50 % de trois espèces d'insectes utiles, un ver paratisoïde, une chrysope et une coccinelle [33]. Le Round-up est également toxique pour de nombreuses populations de micro-organismes, comme des champignons du sol, et en particulier des champignons bénéfiques qui vivent dans ou autour des racines des plantes et les aident à absorber les nutriments et l'eau ou contribuent à la résistance au froid ou à la sécheresse [34].

Enfin, les applications de cet herbicide semblent augmenter la susceptibilité des plantes à certaines maladies. Par exemple, le glyphosate réduit la capacité des plants de haricots à se défendre contre une maladie appelée anthracnose [35]. On a également montré qu'il était susceptible d'augmenter la proportion de champignons pathogènes dans des champs de blé et de diminuer celle des champignons protecteurs [36].

Selon Monsanto, le Round-up est rapidement dégradé par les micro-organismes naturels en monoxyde de carbone, en ammoniac et en phosphate, et il n'en subsiste plus de traces détectables au bout de quelques semaines. Cependant, la réalité est plus complexe et la durée de persistance du glyphosate dans les sols varie fortement en fonction du type de sol. La durée de demi-vie (la durée nécessaire à la décomposition de la moitié de la quantité de glyphosate appliquée) varie de 3 à 141 jours, selon les données du fabricant [37]. Un certain nombre d'analyses de glyphosate dans les sols ont montré une persistance bien plus longue que prévue dans certains sols. Par exemple, on a mesuré des persistances de 55 jours dans des sols forestiers de la côte de l'Oregon [38], de 249 jours dans des sols agricoles finlandais [39], de 360 jours dans des sites forestiers de Colombie britannique, au Canada [40], et enfin de une à trois années dans des sols de forêts suédoises [41].

Il faut également signaler que le Round-up n'est pas exempt de dangers pour la santé humaine. Les symptômes d'intoxication par les produits contenant du glyphosate incluent des irritations des yeux et de la peau, des dépressions cardiaques et des vomissements. En Californie, le glyphosate a été identifié comme la troisième cause la plus fréquemment rapportée de maladies liées aux pesticides chez les ouvriers agricoles [42]. En ce qui concerne le personnel lié à l'entretien du paysage (les parcs et jardins, voies ferrées, bords de routes, etc.), toujours en Californie, le glyphosate est la cause la plus fréquemment rapportée des maladies liées aux pesticides [43].

Les effets à long terme de l'ingestion de Round-up ne sont pas connus. Du fait de sa faible rémanence supposée, il était admis que les êtres humains, à l'exception des utilisateurs de l'herbicide, n'absorbaient quasiment pas de glyphosate. De plus, le Round-up étant un herbicide total, il n'était pas utilisé directement sur les plantes cultivées, mais avant la levée des plantes, pour préparer le terrain. Ainsi, on supposait qu'il n'y avait pas de résidus de glyphosate dans les plantes alimentaires. Comme l'analyse de ces résidus est de plus difficile, complexe et onéreuse, elle n'est généralement pas incluse dans les programmes gouvernementaux de contrôle des résidus de pesticides dans l'alimentation [44].

Les seules informations disponibles à propos de la contamination de l'alimentation proviennent de programmes de recherche [45] qui ont révélé des éléments inquiétants : le glyphosate peut être absorbé par les plantes et transporté dans leurs parties comestibles. Par exemple, on a pu mesurer du glyphosate dans des fraises [46], des myrtilles et des framboises sauvages [47], de la laitue, des carottes, de l'orge [37] et même des poissons [48, 49] ; les résidus de glyphosate peuvent être retrouvés dans l'alimentation longtemps après le traitement à l'herbicide. Des laitues, des carottes et de l'orge contenaient des résidus de glyphosate à la récolte alors qu'ils avaient été plantés un an après le traitement [37]. Or l'utilisation de plantes transgéniques résistantes au Round-up va permettre d'utiliser cet herbicide sur les plantes mêmes et non plus uniquement avant la levée des cultures. Il ne peut en résulter que des résidus de glyphosate plus importants et plus courants dans les plantes, c'est-à-dire une augmentation des doses d'herbicides consommées par les animaux et les êtres humains.

Le coton : une série d'erreurs

Les manipulations génétiques du coton se sont révélées très problématiques dès l'année de commercialisation des premières semences de coton transgénique, en 1996, et soulignent l'ampleur des questions à résoudre avant de lancer la culture des espèces transgéniques à grande échelle.

La société Monsanto avait annoncé que son nouveau coton, sorti tout droit du laboratoire des généticiens, sécrétait une substance toxique pour les anthonomes du cotonnier, grâce à un gène « autoprotecteur », synthétisant une protéine permettant l'élimination des larves d'insectes sans qu'il soit nécessaire d'utiliser des produits chimiques. Les plantes de la variété baptisée « Bollgard » (ce qui signifie à peu près : défense du coton), un coton auquel on avait ajouté un gène de la bactérie *Bacillus thuringiensis*, étaient donc censées produire au niveau de leurs feuilles un poison mortel pour les chenilles : la toxine Bt.

Dès la première année, les planteurs de coton américains ont donc cultivé cette nouvelle variété sur plus de 700 000 hectares. Malheureusement, le résultat n'a pas toujours été à la hauteur des espérances. Dans certaines exploitations, jusqu'à 60 % des plantes ont été attaquées par les chenilles et, au Texas, au moins 8 000 hectares ont été ravagés par le ver du cotonnier. Les dégâts pour la récolte en question ont été estimés à 5,5 milliards de francs. Les spécialistes ne s'expliquent pas les raisons des dégâts. Certains attribuent les problèmes de ce coton à une infestation particulièrement élevée durant l'été 1996, d'autres à des conditions climatiques exceptionnelles, avec une chaleur et une humidité particulièrement élevées. D'autres chercheurs auraient constaté que la variété Bollgard produisait la substance insecticide en quantités insuffisantes, et trop lentement, pour que les jeunes pousses soient protégées [50].

Une autre hypothèse, qui n'est pas à écarter, aurait des conséquences incalculables. Il n'est pas impossible que la variété de coton Bollgard, au lieu de devenir résistante aux larves d'insectes, ait au contraire rendu les insectes résistants à la toxine Bt. En effet, les chenilles, étant exposées de façon continue à la toxine, à la différence des expositions discontinues comme dans les applications classiques d'insecticides, sont dans des conditions idéales pour développer rapidement des systèmes de résistance à cette toxine bactérienne. La bactérie *Bacillus thuringiensis* et les toxines qu'elle produit constituent un insecticide apprécié notamment des agriculteurs biologiques. On s'en sert dans de nombreux pays comme « toxine biologique » : c'est le seul insecticide autorisé par les cahiers des charges de l'agriculture biologique grâce à ses propriétés particulières, que nous expliquerons dans le chapitre suivant. Si les insectes deviennent résistants à cette toxine, les agriculteurs biologiques seront privés d'un des seuls moyens de lutte contre les insectes.

Les grandes sociétés agrochimiques qui développent aujourd'hui de plus en plus de plantes résistantes aux insectes en utilisant le gène de synthèse de la toxine Bt sont en fait en train de livrer une guerre non déclarée à l'agriculture biologique. C'est la raison pour laquelle l'association internationale des mouvements de l'agriculture biologique (IFOAM, International Federation of Organic Agriculture Movements), Greenpeace et une trentaine d'autres associations américaines ont demandé en 1997 à l'Agence américaine de protection de l'environnement d'annuler toutes les autorisations déjà accordées pour les plantes dites Bt et de ne plus en accorder [51]. N'ayant pas reçu de réponse dans les délais légaux, ces organisations ont décidé de porter l'affaire devant les tribunaux en février 1999.

Pour un autre coton transgénique de Monsanto, résistant à son herbicide Round-up, les résultats ont été également décevants. Les premiers problèmes sont apparus au début du mois d'août 1997, lorsque Monsanto admit avoir reçu les premières plaintes de cultivateurs ayant planté du coton Round-up Ready dans une région du delta du Mississippi, à cause de pertes et de malformations des boules de coton après le deuxième passage de l'herbicide. Au mois de septembre, le nombre de plaintes augmenta considérablement, venant d'agriculteurs du Mississippi, de l'Arkansas, du Tennessee et de la Louisiane.

Les motifs de colère sont les mêmes, et concernent les variétés Round-up Ready Paymaster n°s 1244, 1215, 1330 et 1220 : les balles de coton sont déformées en « bec de perroquet » et tombent avant maturation, occasionnant des millions de dollars de pertes. Les mêmes variétés non transgéniques plantées l'année précédente n'avaient pas souffert de ce genre de problèmes mais, en 1997, on parle de dégâts sur près de 20 000 hectares de coton transgénique [52].

La commercialisation de ce coton a sans doute été trop rapide après les phases d'expérimentation, et il subsiste encore de nombreuses inconnues sur le fonctionnement génétique du coton, sur ses interactions avec l'environnement et sur le mode d'action des gènes insérés dans ses variétés transgéniques. Mais la pression économique est telle que les fabricants de ces nouvelles espèces poussent à leur commercialisation avant de pouvoir offrir des garanties de fonctionnement correct.

Dans le cas du coton Round-up Ready, les experts fédéraux du coton du Mississippi déclarent n'avoir pu effectuer les années d'expériences en plein champ avant d'autoriser le produit, comme c'est généralement le cas pour les autres variétés de cultures, même si ce n'est pas une obligation légale. Les sociétés productrices, en l'occurrence Monsanto et Delta Pine, répondent qu'il n'était pas possible d'attendre plus longtemps à cause des coûts élevés de la recherche, causés entre autres par l'expédition de semences en Argentine et en Afrique du Sud, afin de pouvoir bénéficier des décalages de saisons entre les hémisphères et obtenir trois saisons de cultures dans une seule année [50]. Ce sont bien, ici encore, les intérêts commerciaux qui poussent les sociétés à mettre ces produits sur le marché avant que leur innocuité n'ait été démontrée.

Malgré les problèmes rencontrés avec ces deux types de coton transgénique, Monsanto tente de les commercialiser dans d'autres parties du monde, notamment en Thaïlande, où le processus d'approbation par les autorités compétentes est en marche, et au Brésil, où des projets de développement de plantations de coton dans le Céara et d'autres États du Nordeste sont mis en place par le ministère de l'Agriculture [53].

L'hormone laitière

Comme nous l'avons vu au chapitre 3, le produit génétique le plus connu de Monsanto est probablement son hormone de croissance bovine recombinée, BST (somatotropine bovine recombinée), commercialisée depuis le printemps 1994 sous la marque Posilac par sa filiale Protiva, et utilisée pour augmenter la production de lait du cheptel américain. Bien qu'il ait été montré que cette hormone, qui doit être injectée tous les deux mois, nuit à la santé des animaux, Monsanto a obtenu de la Food and Drug Administration (FDA) son autorisation de mise sur le marché, en dépit des protestations d'organisations de consommateurs et d'agriculteurs, et même d'entreprises commerciales.

L'utilisation de l'hormone galactogène est en principe interdite dans l'Union européenne, du moins jusqu'à l'an 2000. Après cette date, la Commission européenne devra statuer à nouveau. Or les États-Unis ont déjà contesté la décision européenne devant le panel d'arbitrage de l'Organisation mondiale du commerce (OMC), se fondant sur l'absence de preuves de problèmes de santé humaine liés à la consommation de lait ou de viande de vaches traitées à l'hormone. En conséquence, les États-Unis estiment que l'interdiction européenne constitue une entrave au libre-échange et une forme déguisée de protectionnisme. Monsanto n'a pas publié de chiffres relatifs à ses ventes de Posilac, mais on croit savoir qu'environ 30 % du cheptel laitier américain serait traité à cette hormone.

La tomate mutante

Pour la société californienne Calgene, qui a mis au point une tomate ferme et résistante au pourrissement, la *Flavr Savr*, Monsanto a été le sauveur de dernière minute. La tomate *Flavr Savr* fut développée afin de produire un ramollissement retardé. L'idée était qu'elle pourrait mûrir sur pied, développer une saveur plus affirmée et être encore suffisamment ferme à son arrivée chez le détaillant, puis le consommateur. Le problème était que les « inventeurs » de la société Calgene, trop préoccupés par les finesses des manipulations génétiques, ne s'étaient pas rendu compte que ramasser des tomates mûres sur pied et les transporter n'allaient pas de soi — normalement, les tomates sont récoltées vertes et dures, et on les fait mûrir ultérieurement.

Depuis 1994, la culture et la commercialisation de ces tomates transgéniques sont autorisées aux États-Unis. Lorsqu'on ramassait les tomates *Flavr Savr* sur pied, elles se trouvaient sérieusement maltraitées, ce qui les rendait complètement inutilisables. De plus, 30 % des tomates étaient écrasées au moment du conditionnement, rendant nécessaire la fabrication coûteuse de nouveaux emballages. Des investissements de 10 millions de dollars en équipements spéciaux, développés à l'origine pour manipuler les pêches, augmentèrent considérablement le coût total et retardèrent la mise sur le marché du produit [54].

À ces erreurs d'appréciation, il faut ajouter le désintérêt des consommateurs. En raison de la texture légèrement farineuse, du goût métallique et du prix élevé de ses tomates, la société Calgene a subi des pertes colossales. De plus, les rendements annoncés étaient décevants et la *Flavr Savr* présentait une faible résistance aux maladies. Au bout du compte, Calgene fut sauvée par son rachat par Monsanto. Le soutien financier de Monsanto a permis à cette entreprise de biotechnologie d'éviter la faillite, qui aurait vraisemblablement provoqué un vent de panique sur les actions des sociétés engagées dans les biotechnologies agricoles. Sous l'égide de son nouveau propriétaire, Calgene a continué à modifier la tomate *Flavr Savr* pour qu'elle réussisse enfin au niveau agronomique et commercial. Mais elle le reconnaît elle-même : « On ne peut avoir aucune assurance que ces efforts déboucheront sur un succès ou ne seront pas abandonnés par Calgene. Rien ne dit que Calgene réussira à développer des tomates génétiquement modifiées présentant les caractéristiques agronomiques nécessaires à une production commerciale » [55].

Le sucre de betterave transgénique mélangé par erreur

La société Monsanto avait obtenu des autorités compétentes des Pays-Bas l'autorisation de faire des expérimentations en plein champ de betteraves transgéniques résistantes au Round-up, mais pas de les commercialiser. L'autorisation de la commercialisation est une décision de la Commission européenne, après avis des États membres, et non pas une décision nationale.

À la suite d'une erreur humaine, des betteraves d'un des champs d'expérience furent mélangées à des betteraves normales pour la transformation en sucre et envoyées à la société sucrière CSM à la mi-novembre 1997. Lorsque Monsanto eut vent de l'erreur, il en avertit la société CSM, mais trop tard pour empêcher que les deux tonnes de betteraves soient transformées en 300 kilos de sucre et qu'environ 400 kilos de pulpe de betteraves soient vendus comme alimentation animale. Selon le ministère néerlandais de l'Environnement, Monsanto pourrait être poursuivi en justice pour infraction à la législation sur les OGM, car ces betteraves n'auraient pas dû être mélangées aux autres ni être transformées.

Comme ces betteraves ont été mélangées aux betteraves non transformées génétiquement, il est impossible d'identifier les 300 kilos de sucre raffinés par erreur et la société CSM se trouve dans l'obligation légale d'isoler environ 10 000 tonnes de sucre transformé. Les autorités néerlandaises doivent maintenant décider de son éventuelle utilisation, puisque ce sucre n'est pas légalement consommable. Monsanto pourrait proposer qu'il soit transporté vers un autre pays où les betteraves génétiquement modifiées seraient autorisées [56].

La cuisine génétique

Comme nous venons de le voir, Monsanto a déjà l'autorisation de commercialiser aux États-Unis plusieurs plantes transgéniques : le soja Round-up Ready, le coton Bollgard et le coton Round-up Ready, mais également une variété de pommes de terre résistantes aux attaques des insectes appelée *NewLeaf*. La compagnie estime que sur environ 30 millions d'hectares de plantes transgéniques cultivées dans le monde en 1998, près de 25 millions étaient issues de sa technologie.

Et ce n'est que le début. En effet, ce groupe a déjà annoncé pour les années à venir la mise sur le marché d'autres plantes de grandes cultures ayant fait l'objet de manipulations génétiques : du maïs, du colza, de la bette-rave à sucre Round-up Ready, des tomates fermes et résis-tantes au pourrissement, du maïs résistant aux insectes, des pommes de terre résistantes aux virus, des pommes de terre à chair plus ferme.

Le groupe Monsanto est de toute évidence en train de faire du développement de plantes résistantes au Round-up une composante importante de sa stratégie. Il a annoncé en 1998 qu'il projetait d'investir dans les prochaines années environ 200 millions de dollars dans la modernisation de ses installations de production de Round-up. Le groupe espère accroître ses ventes d'herbicides et cherche à mettre en place pour les décennies à venir une agriculture hautement indus-trialisée fondée sur l'utilisation des pesticides et le dévelop-pement de « plantes sur mesure ». Le groupe laisse entendre que d'ici à quelques années toutes les grandes cultures de base de la planète devraient être transgéniques. À suivre...

6

Brevets sur le vivant

L'essor du génie génétique, la création de micro-organismes, de plantes ou d'animaux transgéniques et les retombées commerciales qu'espèrent les fabricants de ces nouveaux produits les conduisent à rechercher de nouvelles formes de protection intellectuelle et à vouloir modifier fortement l'application, l'étendue et la force des brevets, ce qui n'est pas sans conséquence sur la façon dont la société perçoit la nature et la vie.

En effet, une entreprise, publique ou privée, qui crée un nouvel organisme vivant par transgenèse, cherche immédiatement à protéger son invention par un brevet. Mais les plantes transgéniques, les animaux génétiquement modifiés sont des êtres vivants, et non pas de simples machines, même s'ils sont le résultat de technologies complexes et n'auraient pas pu exister dans la nature. Des intérêts commerciaux ont-ils le droit de s'arroger le monopole de l'exploitation d'organismes vivants, et pour combien de générations, puisque ces organismes sont susceptibles de se reproduire ?

La propriété de la vie ?

C'est à la fin du XVIII siècle qu'ont commencé à émerger les premières préoccupations relatives à la protection industrielle par voie de brevet, mais, jusqu'aux années trente, l'octroi de brevets n'a concerné que la matière inanimée, et donc que les produits et résultats dérivés des domaines de la physique et de la chimie. Le brevet récompense un inventeur, à qui les utilisateurs de l'invention brevetée doivent verser des indemnités financières. La définition du brevet implique la protection d'une invention, par opposition à une découverte, qui ne peut être brevetable. De plus, cette invention doit revêtir un caractère de nouveauté et être susceptible d'application industrielle (avoir une utilité).

La loi française de 1844 introduit la notion de « description suffisante », qui est censée permettre à l'homme du métier de reproduire l'invention, c'est-à-dire que la description figurant dans le brevet du nouveau procédé ou du nouveau produit doit être suffisamment précise et complète. Enfin, l'invention ne doit pas appartenir à la catégorie de celles qui sont exclues par les règles générales de la brevetabilité, c'est-à-dire les méthodes thérapeutiques et les procédés de diagnostic en santé humaine, ou les inventions dont la publication et la mise en œuvre seraient « contraires à l'ordre public ou aux bonnes mœurs ». Nous verrons que les demandes de brevets sur les organismes génétiquement modifiés représentent une extension considérable de la définition du brevet, et qu'une subtile gymnastique intellectuelle est nécessaire pour faire entrer la matière vivante dans le cadre des critères d'attribution des brevets.

Les premières revendications de brevets se rapportant au vivant concernent des procédés mettant en œuvre des activités de micro-organismes, comme des levures ou des bactéries. Ce sont par exemple de nouveaux procédés de fermentation permettant d'aboutir à des substances d'intérêt économique. Elles datent des découvertes de Pasteur sur l'activité microbienne. Le savant français a lui-même déposé des brevets aux États-Unis en 1873 [57]. Mais l'objet de ces brevets ne portait pas sur la matière vivante elle-même. Les véritables problèmes éthiques et juridiques et les difficultés d'interprétation commenceront lors des premières demandes de brevets sur la matière vivante proprement dite.

On peut sans doute dater la formalisation légale de la commercialisation (marchandisation) du vivant à l'année 1980, avec la décision de la Cour suprême américaine d'accepter, à cinq voix contre quatre, et cela au terme d'une longue bataille juridique, la brevetabilité de microorganismes génétiquement manipulés, dans le cas Chakrabarty [2]. Le brevet portait sur des bactéries ayant acquis, par génie génétique, la capacité de dégrader, et donc d'éliminer, des hydrocarbures. Cette disposition fut également appliquée officiellement en Europe à partir de 1982. Depuis, la protection par les brevets s'est étendue à un assez grand nombre de souches ou lignées eucaryotiques de divers règnes.

L'apparition au milieu des années quatre-vingt des premiers organismes vivants multicellulaires génétiquement modifiés (plantes et animaux) et la demande de protection par les entreprises à l'origine de leur développement ont représenté un tournant dans les conceptions relatives à la brevetabilité du vivant, notamment en ce qui concerne la caractérisation et la reproduction de ces organismes vivants artificiels. Dès 1985, le Patent and Trade Office des États-Unis (l'organe américain d'attribution des brevets) faisait valoir que les variétés végétales pouvaient être brevetées, s'opposant ainsi aux exclusions affirmées à la convention de Munich de 1973, qui établissait au niveau européen que les variétés végétales et les races animales issues des procédés essentiellement biologiques ne pouvaient faire l'objet de brevets. Cette année-là, la jurisprudence américaine a admis des brevets pour un maïs riche en tryptophane.

La barrière du règne animal n'allait pas tarder à être franchie. En 1987, une variété d'huître tétraploïde se voit protégée par un brevet aux États-Unis, suivie d'une lignée de souris transgéniques en 1988. Comme on l'a vu, cette souris, baptisée « oncomouse » et modifiée génétiquement pour attraper le cancer afin de servir de modèle dans l'étude de la maladie, fut brevetée en 1992 par l'Office européen des brevets. Celui-ci s'y était pourtant refusé dans un premier temps, en se fondant sur l'article 53 de la convention de

Munich, qui précise l'impossibilité d'accorder un brevet aux inventions dont la publication et la mise en œuvre seraient contraires à l'ordre public ou aux bonnes mœurs.

Depuis, l'évolution a été foudroyante dans l'application de brevets à tout ce qui est du domaine du vivant. Afin de se protéger et de faire valoir leurs droits, les entreprises prennent des brevets sur les organismes génétiquement modifiés, assimilant les organismes vivants à des machines. Les semences des plantes alimentaires les plus consommées au monde deviennent rapidement la propriété des grandes multinationales de la chimie. Les lignées cellulaires ont été admises pour l'attribution des brevets, par extension du cas des micro-organismes, et c'est ainsi qu'ont pu être brevetées les lignées cellulaires d'Indiens Guaymi du Panama et de groupes indigènes de Papouasie-Nouvelle-Guinée et des îles Salomon.

L'intérêt pour les lignées cellulaires des Indiens Guaymi vient de leur résistance innée à des virus causant la leucémie. Une recherche fut développée par le centre de contrôle des maladies (CDC, *Center for Disease Control*) du département américain de la Santé, en collaboration avec des scientifiques panaméens. Selon le président du congrès général des Guaymi, les médecins sont venus dans les communautés indigènes pour faire des collectes de sang, prétendant que les Indiens souffraient d'un mal incurable et que l'étude de leur sang était nécessaire pour déterminer l'origine du problème sanitaire. Les chercheurs ont remarqué qu'une des trois femmes souffrant de leucémie possédait une capacité inhabituelle à résister à la maladie. Une lignée cellulaire infectée avec un des virus de la leucémie fut développée aux États-Unis avec le sang donné en 1990 par cette jeune femme de vingt-six ans et une demande de brevet fut remplie par le département américain du Commerce cette même année, sans notification à la femme qui avait donné son sang, ni aux collaborateurs panaméens, ni au gouvernement de Panama. Deux citoyens américains étaient mentionnés comme les « inventeurs » de la lignée cellulaire, bien que le recueil des échantillons sanguins et l'isolation des cellules ne puissent correspondre à la définition d'une invention.

Les représentants des Indiens Guaymi furent choqués d'apprendre que des lignées cellulaires originaires de leur tribu avaient été brevetées. Ils écrivirent au département américain du Commerce pour exiger que la demande de brevet soit annulée et que les lignées cellulaires leur soient restituées, et au bureau américain des brevets pour qu'il rejette la demande du département du Commerce. Ils s'exprimèrent aussi lors des réunions du secrétariat du GATT sur les droits de propriété intellectuelle, ainsi qu'à celles de la convention sur la diversité biologique. Le chef du congrès des Guaymi déclara : « Je n'avais pas imaginé que des gens brevetteraient des plantes et des animaux. Transformer des cellules vivantes [...] en propriété privée brevetée [...] s'oppose à toutes les traditions et lois Guaymi, viole l'intégrité de la vie elle-même et notre sens le plus profond de la moralité. » La demande de brevet fut retirée pour les lignées cellulaires Guaymi, mais pas pour celles des groupes indigènes de Papouasie-Nouvelle-Guinée ou des îles Salomon, dont l'ambassadeur a également protesté auprès du département américain du Commerce. En ce qui concerne le brevet pour les lignées cellulaires de Papouasie Nouvelle-Guinée, elles proviennent d'un groupe de deux cent soixante chasseurs-cueilleurs contactés par des agents du gouvernement américain et des missionnaires en 1984 [58].

Vint enfin la donation de 3 milliards de dollars américains pour le financement de l'initiative du génome humain, qui a ouvert les portes au brevetage des gènes humains. Les nouvelles techniques de séquençage poussent maintenant à déposer des brevets pour des gènes, sans même en connaître la fonction, l'invention consistant simplement à avoir été capable de lire le début et la fin d'un gène [2]. C'est ainsi qu'en 1992 un chercheur américain, Craig Venter, s'intéressant à la mise en évidence de gènes nouveaux susceptibles d'intervenir dans le fonctionnement du système nerveux, engagea une procédure de protection par brevet dans l'espoir d'obtenir l'exclusivité de plusieurs milliers de séquences partielles d'ADN [57].

Une très longue liste de brevets sur le vivant a déjà été déposée, et beaucoup d'autres sont en suspens, sur des « inventions » très controversées, comme des organismes vivants, des gènes et des fragments de gène humain, des lignées cellulaires humaines, des semences et des variétés de plantes collectées par des « bioprospecteurs » des pays développés dans des communautés indigènes du tiers monde, ou des animaux.

En Europe, la convention européenne sur les brevets, qui a mis en place l'Office européen des brevets (OEB) à Munich, regroupant les quinze pays de l'Union européenne, plus la Suisse, le Liechtenstein et Monaco, stipule que les brevets ne peuvent être accordés à des variétés de plantes ou des races animales. Cependant, sous la pression des industriels, l'OEB a déjà accordé, en plus du brevet sur l'« oncomouse », un certain nombre de brevets sur des variétés de plantes, en contravention avec ses propres règles, comme pour le colza mâle stérile de la société PGS et le soja résistant au Round-up de Monsanto. Une plainte a été déposée en 1995 par Greenpeace et d'autres associations contre l'octroi du brevet de PGS sur le colza et, malgré les pressions considérables de l'industrie, cet octroi a été révoqué. Une plainte est actuellement en cours contre celui de Monsanto.

Par ailleurs, une directive européenne sur la protection des inventions biotechnologiques a été adoptée en 1998 après huit ans de discussions. Très influencée par la législation américaine et sous la pression appuyée de l'industrie agrochimique et pharmaceutique, celle-ci autorise le brevetage du vivant, et même des gènes humains, à condition qu'ils aient été isolés du corps humain par un traitement approprié. Les conséquences d'une telle interprétation du rôle et de la fonction des brevets peuvent être extrêmement graves, tant du point de vue éthique et moral que scientifique et social.

Comme on le voit, le corpus des textes régissant l'attribution des brevets et la propriété intellectuelle est une jungle juridique dans laquelle la moindre imprécision permet des interprétations parfois invraisemblables. La manière dont plusieurs sociétés tentent déjà de détourner le texte de la convention européenne sur les brevets, qui stipule sans ambiguïté que les plantes et les animaux ne peuvent être l'objet d'un brevet, en est un exemple flagrant. La nouvelle directive européenne représente une formidable source de confusion pour les avocats spécialisés, même là où elle paraît prévenir les cas les plus inacceptables. La seule attitude sage serait de refuser clairement et sans équivoque le principe même de brevet sur un organisme vivant ou son patrimoine génétique.

Le brevetage du vivant n'est pas acceptable. On ne peut inventer la vie. Des millions et des millions d'années d'évolution ont permis l'apparition de millions de variétés et d'espèces, qui constituent notre patrimoine commun. Toutes, y compris l'espèce humaine, utilisent le même code génétique, inscrit dans l'ADN de leurs chromosomes. Personne n'a le droit d'en réclamer aujourd'hui la propriété intellectuelle, comme personne n'a le droit de réclamer un brevet sur nos ressources en air, en eau ou en lumière.

Avant 1492, l'Amérique était inconnue des Européens. Christophe Colomb a dû faire construire un navire doté des derniers perfectionnements techniques de l'époque pour traverser l'Atlantique et aller découvrir le nouveau continent. Mais ni la tâche ardue et complexe de construire son bateau et de diriger son expédition, ni l'esprit d'initiative qui l'y a poussé ne font de l'Amérique une « invention ». Or le raisonnement de ceux qui demandent ou autorisent aujourd'hui des brevets sur les organismes vivants, les gènes ou les séquences d'ADN aurait pu être utilisé en son temps par Christophe Colomb pour breveter l'Amérique, inconnue auparavant et si utile pour la collectivité avec ses richesses. Absurde !

La compréhension des propriétés et du fonctionnement d'un organisme ou de son patrimoine génétique ne constitue pas une invention, mais bien une découverte dans le sens classique du terme. Les découvertes ne sont pas brevetables. Soulignons que les applications techniques de ces découvertes — par exemple l'isolation et le transfert d'une séquence génique — peuvent déjà être protégées par un brevet. Alors pourquoi faudrait-il faire une exception à la règle générale d'obtention d'un brevet industriel au profit d'une technologie particulière ?

Par ailleurs, il serait faux de prétendre que seuls les brevets permettront de développer la recherche dans le domaine de la santé ou d'autres liés au génie génétique. À l'heure actuelle, l'attribution généralisée de brevets sur les organismes vivants ou leurs gènes n'est pas nécessairement une bonne manière de rétribuer et de garantir les investissements dans la recherche biotechnologique menée, par exemple, par les grandes sociétés pharmaceutiques. Un exemple de ce type de problèmes est la rupture de la collaboration, en 1994, entre une équipe britannique de l'Institut de recherche sur le cancer, dans le Surrey, et une équipe américaine de l'université d'Utah, destinée à identifier les gènes de susceptibilité aux cancers du sein chez les femmes. Bien que les deux équipes aient collaboré efficacement, l'équipe américaine a décidé de breveter la séquence génétique qu'elles avaient découverte, sans considération de l'effort anglais. L'équipe anglaise s'est trouvée dans l'impossibilité de concevoir un kit de diagnostic, car il eût été trop onéreux de payer les royalties à l'équipe américaine [59].

On voit que la propriété d'un gène pourrait avoir comme effet de décourager toute recherche concurrente qui utiliserait ce gène. En effet, de nombreux gènes sont communs à de nombreuses espèces et, une fois un gène identifié et breveté pour l'une d'entre elles, la recherche utilisant ce gène pourrait être bridée dans de nombreux domaines d'application. Cet effet pervers est déjà observable au travers des nombreux litiges commerciaux entre sociétés américaines se disputant les droits sur les premiers traitements génétiques en cours de mise au point ou les premières plantes transgéniques, dont nous verrons plus loin quelques exemples.

On peut également se demander si l'intérêt des personnes souffrant d'une affection héréditaire rare — ce qui est le cas de la majorité des malformations génétiques — peut coïncider avec celui d'une grande société pharmaceutique soumise à des impératifs commerciaux de rentabilité. Il semblerait plus juste que l'intérêt des patients ne passe pas par une situation de monopole au profit de groupes soumis à des impératifs de rentabilité, mais qu'au contraire la recherche médicale et pharmaceutique soit diversifiée et le libre accès au matériel biologique garanti, tant à l'ensemble du secteur privé qu'à la recherche publique.

Bioprospection et biopiraterie

Pour résumer, on pourrait dire que la matière première du génie génétique est constituée des gènes du patrimoine génétique de la planète. Le marché économique du génie génétique impose le combat pour l'accession aux matières premières (aux ressources génétiques) et pour la protection de cet accès et de ces résultats. Les opérateurs économiques se livrent un combat farouche pour l'accès et la protection de l'accès aux gènes, qui constituent la matière première des biotechnologies. Cette lutte se traduit par le *bioprospecting* (bioprospection) et la *biopiracy* (biopiraterie) ainsi que par une véritable course à l'obtention de protections juridiques de plus en plus précoces sur les gènes susceptibles d'applications industrielles [4].

L'attribution de brevets sur les plantes, les animaux et les gènes risque d'aggraver les problèmes d'environnement. Alors que la biodiversité naturelle et la biodiversité agricole sont déjà en plein déclin, de grandes sociétés transnationales constituent de véritables banques de variétés et d'espèces, collectées dans le monde entier.

Cet énorme patrimoine génétique est échantillonné systématiquement à la recherche des « gènes utiles » qu'il renferme, qui, une fois identifiés et souvent même avant que leur fonction ne soit élucidée, sont déclarés propriétés privées. Les agriculteurs du monde entier se voient ainsi spoliés du patrimoine des variétés cultivables qu'ils ont mis des générations à construire et à adapter aux conditions locales. Et le temps n'est peut-être pas très lointain qui les verra irréversiblement enchaînés à quelques grandes sociétés agrochimiques, bénéficiaires des royalties dont ils devront s'acquitter pour chaque culture et chaque élevage.

Le brevetage de variétés de plantes du tiers monde finit par voler aux paysans indigènes leurs moyens d'existence, ce qui pourrait avoir de graves conséquences. On en veut pour exemple l'argousier (*neem*), une plante originaire d'Inde, dont l'huile des semences possède des propriétés insecticides et médicinales, connues et disponibles pour tous depuis des millénaires. Elle a été « découverte » et brevetée par la société américaine W.R. Grace dans les années quatre-vingt. Cette plante, dont tout le système médical indien dépendait, a été soudain l'objet d'une exploitation effrénée. Se faisant rare, son prix a été multiplié par cent en deux ans et elle est devenue rapidement inaccessible pour les millions de personnes modestes qui l'utilisaient.

Autre exemple : la quinoa, un oléoprotagineux à haute teneur en protéines originaire de l'Altiplano bolivien et péruvien, et qui ressemble au millet. Elle représente une source alimentaire d'importance pour les peuples andins, et particulièrement les populations indiennes, qui ont cultivé et adapté diverses variétés de quinoa susceptibles de pousser dans les conditions difficiles de l'Altiplano, à quatre mille mètres d'altitude. Depuis quelques années, la quinoa connaît un certain succès sur les marchés européens et américains du fait de sa haute teneur en protéines, environ double de celle du maïs ou du riz, ce qui en fait un aliment de grande valeur nutritionnelle. Les exportations boliviennes de quinoa sont estimées à environ un million de dollars par an.

En 1994, deux chercheurs de l'université du Colorado se sont vu attribuer le brevet n° 5 304 718, qui leur donne le monopole exclusif des plantes mâles stériles de la variété traditionnelle de quinoa Apelawa. Les chercheurs ont reconnu qu'ils n'avaient rien fait pour créer la stérilité mâle, qui, selon l'un d'eux, faisait simplement partie de la population native des plantes. « Nous l'avons simplement ramassée. » Ils prétendent simplement qu'ils ont été les premiers à identifier et utiliser un système fiable de stérilité mâle cytoplasmique dans la quinoa pour la production d'hybrides. Le paradoxe, c'est que le brevet octroyé aux États-Unis n'est pas limité à une seule variété hybride, mais couvre tout hybride de quinoa dérivé du cytoplasme mâle stérile d'Apelawa, incluant non limitativement trente-six variétés traditionnelles citées dans la demande de brevet. Comment ne pas voir que ce brevet américain aura de graves conséquences pour les paysans boliviens ?

Le but du développement d'hybrides de quinoa est d'accroître le rendement de la culture de quinoa et de la rendre apte à la culture à grande échelle en Amérique du Nord. Avant peu, le brevet risque de tomber dans les mains d'une entreprise commerciale, et pourrait être utilisé pour empêcher les exportations boliviennes de quinoa vers les États-Unis, privant ainsi de nombreux paysans, principalement sur de petites exploitations, de leur moyen d'existence. Par ailleurs, ce brevet pourrait permettre d'imposer aux paysans boliviens de ne cultiver que la poignée de variétés industrielles à haut rendement au détriment de la diversité locale de quinoa [60].

La connaissance indigène des propriétés des plantes traditionnelles est totalement ignorée dans les prises de brevets. Par contre, la simple extraction du principe actif par une société du Nord est récompensée par un brevet, que doivent appliquer même les peuples dont la plante est originaire. Autrement dit, l'invention n'est digne de ce nom que si elle est issue de la science moderne occidentale...

Disputes sur les brevets

Comme nous l'avons vu, pour se protéger des compétiteurs et conserver le monopole sur l'utilisation d'organismes vivants, les grandes sociétés ont tendance à demander des brevets les plus larges possible, sur les espèces, les gènes ou les transformations génétiques. Cela conduit leurs compétiteurs à contester la validité de ces brevets devant les tribunaux, déclenchant des litiges de plus en plus nombreux, et à provoquer des fusions dont le but est plus d'acquérir les brevets que les sociétés elles-mêmes. La concentration de la technologie au sein de quelques grandes firmes, que nous avons évoquée précédemment, s'en trouve accrue.

Ainsi, on a remarqué depuis longtemps qu'une bactérie du sol, *Bacillus thuringiensis* (Bt), produit une protéine qui a la propriété de tuer un certain nombre d'insectes une fois ingérée. Bt est utilisé comme insecticide naturel depuis les années quarante. Les biotechnologues ont réussi à identifier le gène responsable de la synthèse de la toxine Bt et à l'introduire dans le patrimoine génétique de toute une série de plantes — soja, coton, colza, pomme de terre, tabac, riz et tomate, ainsi que le maïs qui a été autorisé dans l'Union européenne en 1997. En conséquence, ces plantes s'autoprotègent contre les attaques des insectes ravageurs en produisant elles-mêmes leur propre insecticide dans toutes leurs cellules.

En mars 1996, on ne dénombrait dans le monde pas moins de 432 brevets relatifs au Bt, accordés ou en attente. Soixante pour cent de ces demandes de brevets proviennent de dix sociétés seulement. Aux États-Unis, le maïs, le coton et la pomme de terre Bt font l'objet de brevets. Les sociétés se battent pour ces brevets et font la fortune des avocats qui multiplient les procès pour déterminer qui possède quoi.

Les demandes de brevets couvrent des domaines de plus en plus larges, qui vont bien au-delà de la prétendue invention et visent à assurer au possesseur du brevet un monopole sur le procédé. Loin de favoriser la recherche, le brevet permet à une société d'empêcher le développement de toute recherche par un concurrent.

Par exemple, la société belge PGS a obtenu un brevet aux États-Unis sur « toutes les plantes transgéniques contenant du Bt », tandis que la société américaine Mycogen a reçu un brevet européen couvrant « tout gène insecticide dans une plante ». Les bagarres américaines relatives à la propriété de la technologie Bt coûtent des sommes faramineuses et font l'objet de procès innombrables. Elles sont responsables également du phénomène massif de concentration dans le secteur, les multinationales préférant souvent acheter les sociétés détentrices de brevets, comme le fit AgrEvo en 1996, qui a préféré acquérir PGS que de lui disputer le brevet sur les plantes Bt [28], ou Dow Elanco, qui a pris la majorité des parts de Mycogen en 1997 [31].

Brevets sur le soja transgénique

L'histoire du brevet sur le soja transgénique illustre bien la tendance à élargir le champ des brevets et à empêcher les recherches par les concurrents. La société biotechnologique Agracetus a obtenu en 1994 le brevet européen n° 301 749 sur les semences de soja, qui couvrait « une semence de soja qui donnera naissance après culture à une plante de soja comprenant dans son génome un gène étranger qui provoque l'expression d'un produit du gène étranger dans les cellules de la plante de soja », ce qui veut dire en résumé que le brevet octroyé à Agracetus couvre *tous* les sojas transgéniques. Les responsables de l'industrie biotechnologique furent littéralement sidérés par ce brevet, vite dénoncé devant les cours de justice. En novembre 1994, le groupe Monsanto a fait opposition au brevet en arguant que l'étape inventive manquait à l'invention supposée et que celle-ci n'était pas nouvelle. Plus tard, Monsanto décida d'acheter Agracetus et son brevet, puis retira sa plainte.

Les brevets sur des espèces, comme celui cité plus haut, montrent à quel point le système des brevets lui-même est interprété et déformé en fonction d'intérêts purement économiques. Ils sont utilisés pour assurer et conserver des positions dominantes, même sans invention, et empêchent ainsi la recherche et la compétition.

De plus, les agriculteurs se voient contraints de suivre des règles très strictes dans les pays où les brevets sont reconnus. Par exemple, les agriculteurs américains désireux d'utiliser le soja Round-up Ready du groupe Monsanto ont dû signer un contrat avec la société, par lequel ils s'engageaient à n'utiliser que de l'herbicide Round-up sur leur culture, à ne pas replanter ni échanger leurs semences pour l'année suivante. Ils autorisaient en outre la société à des visites de contrôle sur l'exploitation pendant trois ans. Des employés de l'agence de détectives Pinkerton, autrefois spécialisés dans les répressions d'actions syndicales dans les entreprises, furent dépêchés sur les exploitations agricoles. Le contrat prévoyait des amendes allant jusqu'à cent fois le prix des semences en cas d'infraction aux termes du contrat. Dans l'année 1998, près de 400 agriculteurs américains, qualifiés de « pirates », ont été poursuivis devant la justice par Monsanto pour n'avoir pas respecté le contrat draconien imposé par l'entreprise. On peut se demander si ce genre de pratique contribue au développement durable d'une agriculture respectueuse de l'environnement et des communautés rurales...

Le brevet « Terminator »

Le 3 mars 1998, le brevet américain n° 5 723 765, baptisé de façon anodine « contrôle de l'expression de gène de plante », a été accordé conjointement au département américain de l'Agriculture et à la société privée Delta & Pine Land Co, qui sera rachetée par Monsanto en 1999. Ce brevet, qualifié par ses futurs propriétaires, Monsanto, de

« brevet biologique », représente une menace grave pour la sécurité alimentaire et l'environnement. Il est une parfaite illustration de l'intention des sociétés multinationales de l'agro-industrie de contrôler la source de l'alimentation mondiale ; les semences. La technologie brevetée consiste à modifier génétiquement des semences de façon à rendre la seconde génération stérile. La plante cultivée pousse normalement, mais ses graines seront stériles. Il s'agit d'empêcher les agriculteurs de replanter leurs propres graines, non plus par la force juridique d'un contrat, comme le fait aujourd'hui Monsanto avec le soja transgénique aux États-Unis, mais biologiquement, grâce à une technologie qui stérilise les semences. C'est cet aspect létal qui a donné son surnom de « Terminator » à ce brevet, très étendu puisqu'il s'applique aux plantes et semences de toutes espèces porteuses du gène de stérilité, qu'elles aient été obtenues conventionnellement ou par génie génétique.

La technologie Terminator a pour but d'obliger les agriculteurs à acheter des semences tous les ans. Même si la pratique de sauvegarder ses graines et de les replanter a beaucoup diminué dans les pays industrialisés avec l'agriculture intensive, les variétés à haut rendement et les hybrides, près d'un milliard et demi de paysans et leurs familles dans le tiers monde ont recours à la sauvegarde et aux échanges entre voisins comme première source de semences. Une technologie qui les en empêcherait est une grave menace pour la sécurité alimentaire et la biodiversité agricole, particulièrement chez les plus pauvres. En revanche, pour Delta & Pine Land Co, cette technologie représente la possibilité d'ouvrir de nouveaux marchés mondiaux pour des cultures qui sont aujourd'hui sauvegardées et replantées. La société espère que cette nouvelle technologie aura des implications globales, particulièrement sur les marchés ou dans les pays où les protections par brevets sont faibles ou inexistantes. Il s'agit véritablement d'obliger les paysans à dépendre totalement des entreprises semencières. C'est pour cela que des demandes de brevets pour Terminator ont été déposées dans soixante-dix-huit pays, dont Madagascar, le Mali, le Bénin, le Viêt-nam, etc.

L'industrie semencière défend la technologie Terminator en la présentant comme une technologie de protection de l'environnement, car elle permet d'éviter la « pollution génétique » causée par les flux de gènes entre plantes apparentées (voir *infra*, chapitre 6]. En effet, elle prétend que les plantes contaminées par le gène Terminator seront stériles et ne pourront pas transmettre les caractères transgéniques aux générations suivantes. Cependant, les réarrangements génétiques liés à la présence des gènes Terminator dans les plantes « contaminées » peuvent faire varier l'expression de ceux-ci. Rien ne dit que Terminator fonctionnera convenablement avec les plantes pollinisées. Par ailleurs, la contamination des champs voisins par les plantes Terminator pourrait rendre stériles les cultures des paysans qui n'utiliseraient pas cette technologie. Replantant leurs semences sauvegardées, rendues stériles à leur insu, ils risquent de perdre leur récolte l'année suivante et se verraient ainsi obligés, contre leur volonté, d'acheter eux aussi leurs semences. La technologie Terminator, sous des allures de protection environnementale, est une attaque directe à une agriculture qui cherche à garder son indépendance vis-à-vis des grandes firmes et à la sécurité alimentaire des paysans du Sud.

Problèmes éthiques et religieux

Il paraît très contestable que des intérêts privés puissent devenir les propriétaires de variétés de plantes ou de races animales génétiquement modifiées par l'attribution de brevets. Les organismes vivants ne peuvent être réduits au statut de machine, et ne sont certes pas réductibles uniquement à une succession de gènes dans des chromosomes. Ils se reproduisent, peuvent se croiser avec d'autres organismes vivants, dont les descendants posséderont le gène qui a justifié le brevet sur l'organisme originel. A-t-on le droit de prétendre posséder les descendants ?

Le rabbin David Sapperstein, du Centre de réforme judaïque, déclarait dans une conférence de presse aux États-Unis en mai 1995 : « Nous élevons nos voix contre la dégradation la plus fondamentale, la transformation de toute la nature, peut-être de l'humanité elle-même, en une matière première que l'on peut posséder sur le marché. Le brevetage

109

des formes de vie soulève ce problème directement et de façon inquiétante. »

Cette réflexion illustre les inquiétudes morales des groupes religieux, et plus généralement des citoyens, à propos de la brevetabilité d'organismes vivants. La nature controversée de l'appropriation par les brevets, et donc de la marchandisation de la vie et de la nature, est démontrée par l'opposition aux brevets sur le vivant manifestée dans des termes proches de ceux du rabbin Sapperstein par les dirigeants religieux de toutes croyances, et d'innombrables groupes de femmes, de protection animale, de défense de l'environnement, d'aide au développement et de peuples indigènes.

Bien que les gènes soient composés d'une macromolé-cule chimique, l'ADN, ils ne se réduisent pas à un composé chimique dans une éprouvette. Ce serait ignorer la nature unique des gènes, qui ne consistent pas uniquement en une combinaison d'acides nucléiques, mais contiennent l'infor-mation dont est fait un organisme, et à partir de laquelle il fonctionne et se multiplie. L'ADN porte une part de l'his-toire de l'organisme — comment il a évolué, quels carac-tères il transmettra à ses descendants et à quoi il ressemblera. Il constitue un des livres de la vie, que les scientifiques tentent maintenant de lire. Or ce livre a été écrit durant toute l'évolution et non par les chercheurs du génie génétique. Qu'un gène ne soit qu'une page du livre géné-tique ne transforme pas celui qui l'a arrachée et photocopiée en inventeur. Il est immoral de breveter ce qui devrait être le patrimoine commun de l'humanité.

Le brevet sur le vivant nie qu'un organisme vivant, que la vie, soient plus qu'un espèce de Meccano dont les pièces seraient les acides nucléiques. Pour certains d'entre nous, il élimine la part de divin dans la vie et finit par rabaisser les organismes vivants, jusqu'à l'homme, qui n'est chimique-ment pas fondamentalement différent du reste de la créa-tion, à de pures constructions matérielles. L'intégrité humaine ou animale est de ce fait mise à mal par sa mar-chandisation forcée par les multinationales des sciences de la vie.

7

Incertitudes sur les risques

La transgenèse résulte des connaissances très récemment acquises en biologie moléculaire. Le paradigme de la révolution génétique, un gène pour une enzyme, correspondant aux premières découvertes qui ont suivi celle de la structure de l'ADN, était suffisamment proche des observations pour être accepté. Mais les découvertes les plus récentes dans le domaine font voler en éclats ces simplifications. Les phénomènes sont beaucoup plus complexes que l'on croyait lorsqu'on a commencé à les utiliser pour créer des organismes transgéniques. Même s'ils n'ont pas encore été contredits par l'observation, les postulats théoriques simplificateurs de la biologie moléculaire se révèlent en grande partie erronés, de la même façon qu'à l'échelle terrestre la mécanique newtonnienne semble coller à la réalité, alors qu'à l'échelle atomique elle est en contradiction avec la physique quantique.

Une science balbutiante

Les gènes ne déterminent pas les caractères d'une façon linéaire et directe. Ils fonctionnent au sein d'un réseau complexe dans lequel des dizaines de milliers de gènes, qui peuvent exister sous différentes formes, synthétisent des milliers d'enzymes. Ces enzymes catalysent à leur tour les milliers de réactions métaboliques qui permettent la vie. Dans ce réseau extrêmement complexe, où le produit d'une enzyme est utilisé par une ou plusieurs autres enzymes, aucun gène ne fonctionne isolément. Les propriétés d'un gène dépendent de son « environnement génétique », de la position qu'il occupe dans le génome, des séquences qui l'initient ou l'expriment et de l'action d'autres gènes. C'est pourquoi les transferts de gènes ont souvent conduit à l'apparition d'effets inattendus, comme l'apparition de toxines et d'allergènes, d'effets secondaires chez les plantes et les micro-organismes ou d'animaux malades ou monstrueux, suite à l'introduction d'un simple gène.

Des processus complexes et mal connus

Un autre dogme de la génétique classique, d'une importance capitale en ce qui concerne les conséquences potentielles des manipulations génétiques, s'est révélé abusif. On pensait depuis Mendel que le « message génétique » circulait à sens unique, du message codé sur l'ADN vers l'ARN messager, et de celui-ci à la protéine. En d'autres termes, que le génome, stable et identique d'une génération à l'autre, était l'unique commandeur du métabolisme, que les protéines ne pouvaient déterminer ou altérer le message transcrit dans l'ARN et que l'ARN ne pouvait déterminer et altérer le message génétique inscrit dans l'ADN.

En réalité, cette information en retour, non seulement existe sous des formes variées, mais est nécessaire au fonctionnement de ce super-réseau métabolique-épigénétique. Un ensemble très complexe de processus interactifs est à l'origine de l'expression d'un simple gène, c'est-à-dire de la fabrication d'une protéine. Les gènes sont constitués de morceaux d'information disjoints, les exons, qui doivent être liés de façon correcte pour faire l'ARN messager. Ainsi, de nombreuses autres protéines participent à la fabrication de chaque protéine, en coupant et collant, éditant et recodant le signal. Il devient en fait de plus en plus ardu de définir et délimiter précisément un gène, car ce réseau complexe connecte l'expression de chaque gène avec celle de tous les autres.

Le génome lui-même, part de ce réseau, est loin d'être stable ou indépendant de son environnement, contrairement à ce que l'on supposait récemment. Un grand nombre de processus semblent même être conçus spécialement pour déstabiliser les génomes pendant la durée de vie des organismes, par exemple pour répondre à des changements dans l'environnement de l'organisme, ce qui favoriserait son adaptabilité. Des séquences de bases peuvent muter, des séquences d'ADN peuvent être insérées, effacées ou amplifiées des milliers de fois. Elles peuvent être réarrangées ou combinées à d'autres séquences. Les gènes peuvent changer de site dans le génome (tels les gènes sauteurs, découverts pour la première fois dans le maïs), et certains gènes sont même capables de convertir d'autres gènes à leurs propres séquences d'ADN. Ces phénomènes permettent au génome de se maintenir dans un flux constant au cours de l'évolution.

C'est pourquoi le déchiffrage de l'ADN, la détermination des séquences de bases qui constituent le code génétique, entrepris pour de nombreux organismes, dont l'être humain dans le programme de séquençage du génome humain, ne suffit pas pour comprendre son fonctionnement. On reconnaît les lettres de ces volumes d'information génétique, mais on ne sait pas lire les mots et encore moins déchiffrer la syntaxe.

On a observé également que des gènes pouvaient se transmettre horizontalement entre espèces qui ne peuvent se croiser, transportés par des éléments génétiques mobiles ou des virus. Les parasites qui infectent plus d'une espèce sont également des vecteurs de transferts de gènes horizontaux. Un élément génétique particulier, l'élément P, s'est, par exemple, répandu dans toutes les espèces de drosophiles en moins de cinquante ans, transporté probablement par une mite parasite [61].

La fragilisation des génomes

L'insertion de gènes étrangers dans le génome hôte perturbe ce système complexe d'actions et de rétroactions entre le génome et son environnement, et au sein même du génome. C'est comme introduire une fausse note au milieu d'une mélodie [62]. Elle consiste à forcer des séquences d'ADN au sein d'un organisme, qui va tenter de l'expulser, comme tout corps étranger. Les techniques utilisées sont inspirées de méthodes de guerre : on essaie soit d'infecter l'hôte avec un organisme potentiellement pathogène, un *agrobacterium*, soit de le bombarder avec de minuscules projectiles enrobés de l'ADN qu'on cherche à introduire.

Il n'est donc pas étonnant que cette insertion forcée puisse provoquer de nombreux effets négatifs ou fatals, parmi lesquels le cancer [63]. Pour cette raison, entre autres, le taux de réussite dans la création d'organismes transgéniques, c'est-à-dire le rapport entre les tentatives d'insertion d'un gène donné et le nombre d'organismes qui exprimeront le caractère génétique recherché, est très faible. De nombreux œufs, embryons ou cellules doivent être infectés pour obtenir finalement un petit nombre d'organismes transgéniques.

Pour les plantes, le taux de succès est en moyenne d'une cellule sur mille, ce qui signifie que sur environ mille cellules infectées ou bombardées, une seule intègre la modification génétique et peut survivre. Il faut ensuite régénérer une plante entière à partir de la cellule modifiée.

Chez les animaux, 10 % à 25 % des embryons manipulés donnent lieu à la naissance d'animaux. Parmi ces nouveau-nés, 0 % à 20 % ont gardé le gène injecté au stade embryonnaire. Le rendement devient de plus en plus mauvais au fur et à mesure que l'on s'adresse à des animaux de grande taille. Ainsi, on peut obtenir cinq souris transgéniques à partir de cent embryons, mais seulement un mouton, une chèvre ou une vache à partir de cent à mille embryons. C'est pourquoi le coût des animaux transgéniques est si élevé : un porc transgénique coûte 150 000 francs et un mouton ou une chèvre 250 000 francs [5].

Par ailleurs, il devient de plus en plus patent que les procédés et techniques utilisés dans les manipulations génétiques et la création d'organismes transgéniques fragilisent les nouveaux génomes, les rendent plus instables et favorisent les mutations ultérieures dans les lignées transgéniques. En prenant l'exemple des plantes transgéniques, on peut déterminer quatre raisons majeures pour expliquer la fragilisation des génomes.

1) La technique de culture cellulaire elle-même, qui consiste à régénérer des plantes entières à partir de cellules, introduit de nouvelles variations génétiques avec une fréquence élevée, connues sous le nom de « variations somaclonales », parce que les cellules sont retirées de l'environnement physiologique interne de la plante qui permet la stabilisation de l'expression génétique [64]. Ainsi, la société agroalimentaire anglo-néerlandaise Unilever a-t-elle dû abandonner son projet de cultures cellulaires pour régénérer des plantations de palmiers à huile en Malaisie, parce qu'une fois cultivés dans les champs les palmiers ainsi régénérés mouraient ou ne fleurissaient pas [65].

2) On ne contrôle pas la location du transgène inséré dans le génome hôte. Son insertion aléatoire peut provoquer un grand nombre d'effets génétiques secondaires, qui vont contribuer à l'instabilité des lignées transgéniques.

3) La portion d'ADN supplémentaire introduit dans le génome de la plante hôte peut perturber la structure du chromosome et provoquer son réarrangement, avec des effets nouveaux sur la fonction du gène introduit [63].

4) Enfin, toutes les espèces possèdent des mécanismes cellulaires qui tendent à éliminer ou inactiver l'ADN étranger. L'instabilité des transgènes, et en particulier leur « mise au silence » (*silencing* en anglais), c'est-à-dire la perte de l'expression du transgène introduit dans les générations suivantes, n'a été découverte que récemment et est maintenant reconnue comme un problème majeur, aussi bien pour les plantes que pour les animaux d'élevage.

Dans le tabac transgénique, on estime que 64 % à 92 % de la première génération de plantes transgéniques deviennent instables. De la même façon, la fréquence de perte de transgène chez l'arabette des dames (*arabidopsis thaliana*), une des plantes modèles pour l'étude des génomes de plantes, est de 50 % à 90 % [61]. L'instabilité est manifeste aussi bien pendant la production de cellules germinales que pendant la division cellulaire au cours de la croissance de la plante.

Quelques mauvaises surprises du génie génétique

Les expériences en « grandeur nature » du génie génétique sont récentes, mais les problèmes rencontrés sont déjà
nombreux. Le génie génétique est une technique encore
neuve et reposant sur des dogmes dépassés. Il n'est donc pas
étonnant que de mauvaises surprises apparaissent de plus en
plus fréquemment, révélant les graves lacunes des connaissances et de nos organes de contrôle. La majeure partie des
incidents connus ont eu lieu avec des micro-organismes, du
fait de la plus longue expérience dans ce domaine et de leur
taux de multiplication particulièrement élevé.

Mais déjà des couacs se produisent également avec les
plantes, tandis que les animaux sont encore sacrifiés à des
expériences néfastes d'accélération de la croissance. En
voici quelques exemples.

Des microbes se comportent d'une manière inattendue

En 1989, la société Biotechnica International voulut tester
un micro-organisme génétiquement modifié (*Bradyrhizo-
bium japonica*), dont elle espérait qu'il améliore la fixation
de l'azote, afin d'accroître la fertilité des sols. Le microbe
contenait également des gènes marqueurs. Biotechnica
commandita la Louisiana Agricultural Experiment Station
pour qu'elle effectue les essais sur un an, en plantant des
graines de soja enrobées de *rhizobia* génétiquement modifié.
À la fin de la saison, les plantes et les semences furent inci-
nérées, le champ labouré et replanté. Biotechnica considéra
l'expérience achevée. Pourtant, un suivi ultérieur indiqua
que le *rhizobia* génétiquement modifié avait éradiqué la
souche indigène, ce qu'il n'était absolument pas supposé
faire. Le labourage avait également disséminé la version
génétiquement modifiée sur une zone de près de deux hectares [66]. Comme le note une étude sur les microbes génétiquement modifiés, « l'un des principaux enseignements de
cette affaire est qu'un microbe pour lequel on disposait
d'une vaste base de données historiques fut utilisé dans une
expérience bien préparée et soigneusement contrôlée, et
qu'on obtint tout de même un résultat imprévisible » [67].

Des bactéries empoisonnent le sol

Une bactérie génétiquement modifiée (*Klebsiella*) s'est révélée capable de produire des modifications dramatiques du réseau alimentaire du sol et d'inhiber la croissance des plantes. Ces bactéries avaient été conçues pour fabriquer de l'éthanol à partir de déchets agricoles, afin de produire du carburant. Lorsque ces bactéries furent introduites dans le sol, on observa une diminution sensible de la croissance des racines et des pousses de blé, ainsi qu'une réduction des champignons bénéfiques du sol, un empoisonnement des plantes, des augmentations des nématodes et des bactéries parasites, ainsi que des modifications importantes de la structure du réseau trophique des sols [68]. La faculté de survie de la *Klebsiella* génétiquement modifiée dépendait du type de sol et d'autres propriétés. On ignore encore pourquoi elle fut à ce point capable de survivre mieux que prévu, mais ce cas illustre parfaitement les dégâts que peut provoquer à lui seul un organisme génétiquement modifié. À l'avenir, empêcher la dissémination et l'activité d'une bactérie lâchée dans la nature sera probablement très difficile.

Des sous-produits toxiques détruisent la vie dans le sol

Une bactérie a été modifiée pour dégrader dans des sols contaminés un herbicide persistant, le 2,4-D. Et elle y est effectivement parvenue. Mais on a constaté que l'un des sous-produits de la dégradation, le 2,4-DCP, s'accumulait dans le sol et se révélait toxique pour les champignons, même à faible concentration. Dans l'un des cas, les champignons du sol ont été complètement éradiqués en dix jours.

Cet effet n'a pas été observé avec les variétés non génétiquement modifiées, ni dans des sols qui contenaient l'herbicide de départ en des concentrations assez élevées. Les champignons du sol sont importants pour entretenir sa fertilité et ils peuvent protéger les plantes contre certaines maladies. L'accumulation de 2,4-DCP et ses effets sur les champignons du sol n'avaient absolument pas été prévus [69].

Des produits toxiques sont issus d'une levure modifiée

Une levure a été modifiée pour produire de fortes concentrations d'enzymes importantes dans la décomposition chimique des sucres. Les scientifiques souhaitaient observer les effets d'une augmentation de l'activité enzymatique sur les différents mécanismes du processus de dégradation chimique. Les chercheurs ont constaté que les concentrations d'un produit toxique et mutagène, le méthylglyoxal (MG), étaient jusqu'à trente fois supérieures dans les mélanges contenant la levure génétiquement modifiée, par rapport aux souches d'origine. Le fait qu'une augmentation de la concentration d'une enzyme puisse affecter l'accumulation de produits à plusieurs étapes du métabolisme remet en cause la crédibilité du concept dit d'« équivalence substantielle », qui sous-tend les régimes d'expérimentation et d'étiquetage applicables dans toute l'Europe en vertu de la réglementation sur les « nouveaux aliments ».

Les scientifiques expliquèrent dans leurs conclusions : « Dans les cellules de levure génétiquement modifiées, le métabolisme est perturbé de manière sensible par les gènes introduits, ou leurs produits génétiques, et la perturbation provoque l'accumulation du composé MG, toxique et indésirable, dans les cellules. Une telle accumulation de MG hautement réactif peut entraîner des dégradations de l'ADN, ce qui suggère que le concept scientifique d'équivalence substantielle utilisé pour les études de sécurité des aliments génétiquement modifiés n'est pas toujours appliqué aux microbes génétiquement modifiés... Les résultats présentés peuvent soulever certaines questions quant à la sécurité et à l'acceptabilité des aliments génétiquement modifiés, et apporter un crédit aux nombreux consommateurs qui ne sont pas encore prêts à accepter des aliments produits par des techniques de manipulation génétique » [70].

La météo modifie l'expression des gènes

On pense souvent que les gènes sont des attributs constants et fixes d'un être vivant, à qui il est impossible de changer en fonction de la météo, par exemple. Il se pourrait qu'il en aille autrement pour les organismes génétiquement modifiés.

Dans une expérience visant à modifier la couleur des pétunias, les fleurs transgéniques passaient de leur couleur blanche d'origine au rose saumon recherché. Quand arriva la saison des cultures, la majorité des plantes commença à présenter des couleurs beaucoup plus pâles, ou des zones dépourvues de toute coloration. Cette modification de couleur apparaissait aussi bien en champ que sous serre. Cette altération de la couleur, signe d'un moindre effet de la modification génétique, fut expliquée par une période de trois semaines de hautes températures et de forte luminosité.

Les conditions de prélèvement des semences sur la plante mère pour les modifier génétiquement, telles que la date du prélèvement, l'âge de la plante mère au moment du prélèvement ou le lieu du prélèvement sur la plante mère semblent également avoir eu une influence sur l'altération des couleurs des pétunias modifiés [71].

La transplantation des semis modifie
l'expression des gènes

Dans une expérience réalisée sur le tabac, on découvrit qu'une modification génétique disparaissait lorsqu'on transplantait les plants de tabac de la serre au champ. Le gène était introduit dans les graines de tabac afin de leur conférer une résistance à un herbicide courant, le chlorsulfuron. Dans des essais en champ, jusqu'à 59 % des plants présentèrent une résistance amoindrie. La raison n'apparut que lorsqu'on procéda aux mêmes essais sur des graines semées directement dans le champ. Les expériences révélèrent que, de manière étrange, le traumatisme modéré lié à la transplantation avait plus de chances d'entraîner une perte de résistance qu'un traumatisme plus sévère. La date de la transplantation au cours de la croissance des jeunes plants était également importante.

Ces résultats suggèrent que les problèmes liés à la vulnérabilité peuvent ne pas apparaître avant la commercialisation. Comme le notent les auteurs de l'article qui décrit ces effets, « l'expression stable de phénotypes transgéniques constitue une composante essentielle de la bonne commercialisation des cultures transgéniques. Pourtant, l'expression de transgènes dans les plantes peut se révéler instable » [72].

Dans un autre passage de cet article, les auteurs soulignent que, dans ce cas, la suppression de l'expression du transgène « fut déclenchée par une pratique agricole courante, qui consiste à transplanter les semis, et ne pouvait donc pas être prévue par les études réalisées dans des chambres de culture ou des serres » [73].

Des mélanges de gènes provoquent un coûteux rappel des semences

Un important stock de semences de colza a dû être retiré de la vente au Canada, car elles contenaient des gènes erronés. Des essais conduits début 1997 sur deux variétés de colza ont révélé que les graines contenaient en effet des gènes qui n'avaient pas reçu l'agrément du gouvernement [73]. Le groupe Monsanto avait produit deux souches de gènes de résistance au Round-up, le type 73 et le type 200. Seul le type 73 avait passé tout le processus de contrôle pour l'alimentation humaine et animale. Pourtant, le gène de type 200 est apparu dans deux variétés de colza cultivées et commercialisées par la succursale canadienne de la société semencière française Limagrain, qui avait reçu de Monsanto une licence d'utilisation pour ces gènes.

Des semences en quantités suffisantes pour planter près de 245 000 hectares (l'équivalent de presque 7 % de toutes les surfaces plantées dans l'ouest du Canada en 1996) furent donc retirées du marché. On estime le coût de ce rappel à 12 millions de dollars pour les agriculteurs et 24 millions de dollars en manque à gagner pour l'entreprise. Dix agriculteurs avaient déjà planté ce colza et leurs champs durent être retournés par labourage.

On ignore l'origine de l'incident, mais il semble bien que le problème soit passé inaperçu pendant une durée assez longue pour produire suffisamment de graines pour couvrir 245 000 hectares. Il y a chez les semenciers et les agrochimistes nombre de cultures croisées en cours dans des centaines de souches et les surveiller toutes à tous les stades de leur élaboration est quasiment impossible, ou en tout cas prendrait un temps considérable et serait particulièrement coûteux. Cependant, ce coût aurait-il été supérieur aux 24 millions de dollars de perte de vente ?

Si Monsanto a minimisé les événements et décrit l'opération de rappel comme portant sur de « faibles quantités » et comme une « question tout à fait mineure », d'autres se sont montrés moins optimistes : l'affaire a été décrite comme « vraisemblablement [le rappel] le plus important et le plus coûteux que l'industrie ait connu » [73].

Des problèmes de santé chez les animaux dus à des hormones de croissance supplémentaires

De nombreuses tentatives ont eu lieu pour modifier génétiquement des animaux d'élevage, afin d'accélérer leur croissance à l'aide de gènes codant des hormones de croissance. Cependant, la plupart de ces études ont rencontré des problèmes sérieux, car la croissance est un phénomène complexe qui implique bien plus qu'une seule hormone, et parce que la fonction de l'hormone de croissance peut également aller au-delà de la seule promotion de la croissance.

Chez les ovins, les expérimentateurs ont rencontré de grandes difficultés à accélérer la croissance des moutons, mais la probabilité qu'ils soient atteints de diabète s'en trouvait en revanche accrue, et tous mouraient prématurément. Un bélier génétiquement modifié n'a pas atteint la maturité sexuelle [74]. Chez les porcs, même s'ils ne semblaient pas mourir plus rapidement, les animaux transgéniques souffraient d'autre troubles : « Un traitement à long terme avec l'hormone de croissance était généralement néfaste pour la santé : les porcs présentaient une fréquence élevée d'ulcères gastriques, d'arthrite, de cardiomégalie, de dermatite et de troubles rénaux » [75]. Le même article notait que les animaux présentaient également des signes de léthargie, de claudication et de mauvaise coordination des mouvements et que certains souffraient de graves inflammations des articulations et de pneumonie.

En général, de nombreux animaux transgéniques ayant reçu trop d'hormones de croissance présentent une moindre fertilité, résultat pour le moins improductif pour des recherches qui visent à créer des lignées viables d'animaux d'élevage. Mais il faut surtout noter qu'à l'origine de tous ces dégâts on trouve une seule modification génétique : l'insertion d'un gène codant une hormone de croissance améliorée.

Si le génie génétique n'était qu'une industrie manufacturière de plus, ce catalogue d'erreurs et de problèmes ne devrait pas inquiéter outre mesure : c'est le lot commun du développement de nouvelles technologies. Mais tel n'est pas le cas. Le génie génétique franchit un seuil fondamental dans la manipulation par l'homme de la planète, car il modifie la nature de la vie elle-même. Le génie génétique s'en prend à des organismes vivants, qui peuvent se reproduire, et il est donc impossible de revenir en arrière sur ses « erreurs ».

Les applications agricoles et connexes du génie génétique sont *conçues* pour être introduites dans l'environnement. L'agriculture se pratique en plein air : les cultures génétiquement modifiées ne sont donc pas de simples « expériences de laboratoire ». Une fois dans la nature, ces organismes deviennent incontrôlables. Ils impliquent souvent des organismes comme des bactéries, qu'il est impossible d'écarter d'un revers de main ou de « rapporter en atelier ».

Les risques inhérents à la technique : le rôle des « vecteurs »

Pour bien comprendre la nature des « mauvaises surprises » et des risques du génie génétique, il faut distinguer quatre types de dangers dans la course à la « bouffe Frankenstein » : les risques liés aux techniques mêmes du génie génétique, en particulier à l'utilisation de vecteurs pour transférer les gènes d'une espèce à une autre, que l'on va examiner maintenant, les risques écologiques liés à la dissémination (volontaire ou non) d'organismes génétiquement modifiés dans l'environnement, les risques sanitaires liés à l'absorption d'aliments génétiquement modifiés ou issus du génie génétique, et enfin les risques économiques et agricoles, surtout dans le tiers monde, que nous examinerons dans les trois chapitres suivants.

La construction de nouvelles espèces implique des manipulations complexes et une technologie très sophistiquée, afin de placer des bouts d'ADN déterminés dans le génome de l'espèce visée. Pour transporter ces bouts d'ADN dans les cellules, et jusque dans le noyau pour les cellules procaryotes, puis les intégrer dans les chromosomes, on procède schématiquement en deux étapes, qui impliquent chacune la manipulation d'organismes vivants potentiellement dangereux.

La première étape est couramment appelée clonage bactérien et consiste à multiplier le ou les gènes à transférer, dans une bactérie ou un virus. Pour cela, on y introduit ces gènes en utilisant des éléments génétiques mobiles, appelés vecteurs. Les vecteurs sont des recombinaisons — ou mélanges — chimériques de parasites génétiques naturels de différentes sources, y compris des virus déclencheurs de cancers et d'autres maladies animales et humaines, rendus non pathogènes, auxquels on a rajouté les gènes d'intérêt à transférer et des gènes dits « marqueurs », pour sélectionner les cellules qui auront intégré le nouveau gène.

Ces éléments génétiques artificiels peuvent être de différentes sortes, suivant la taille de la portion d'ADN que l'on cherche à introduire. Par exemple, les plasmides sont des petits fragments d'ADN circulaire que l'on trouve naturellement dans les bactéries, en dehors des chromosomes, et qui se répliquent de façon autonome en utilisant les enzymes et l'énergie de la bactérie. En insérant dans cet ADN circulaire des gènes étrangers, on obtient un plasmide recombiné, qui peut contenir environ vingt mille paires de bases. Pour cloner des fragments plus gros, jusqu'à quarante mille paires de bases, on peut utiliser des cosmides, qui sont des constructions artificielles, hybrides de plasmides et de virus bactériens. Pour obtenir des fragments de plus grande taille encore, on utilise comme vecteurs des virus bactériens, appelés bactériophages. Une fois modifiés, les bactériophages sont mis en contact avec la bactérie hôte, à l'intérieur de laquelle ils vont se répliquer et échanger du matériel génétique.

La seconde étape, celle du transfert du ou des gènes à l'espèce cible, utilise le plus souvent d'autres espèces vivantes possédant un code génétique très court, comme des bactéries ou des virus. Pour les plantes, on a vu que l'on utilisait fréquemment l'infection par la bactérie *Agrobacterium tumefaciens*, dont le plasmide a la capacité d'induire des tumeurs dans les cellules végétales.

Pour les animaux, les vecteurs sont souvent construits à partir de rétrovirus responsables de cancers et d'autres maladies. Un vecteur actuellement utilisé pour la transgenèse chez le poisson possède la structure du virus de la leucémie murine de Moloney, responsable de leucémies chez la souris, avec des fragments du virus du sarcome de Rous, qui provoque le sarcome chez le poulet, et du virus de la stomatite vésiculaire, qui provoque des lésions orales pour le bétail, les chevaux, les porcs et les êtres humains [76]. Ces virus mosaïques, composés de morceaux de codes génétiques de différents virus, sont particulièrement préoccupants.

Les virus ou les bactéries utilisés comme vecteurs pour la transgenèse sont « désarmés », c'est-à-dire que leur potentiel pathogène a été neutralisé. Les biologistes moléculaires estiment que ceux-ci ont des chances très faibles d'être réactivés. Cependant, une recombinaison homologue entre le vecteur et un virus sauvage peut toujours, en principe, se produire et engendrer un virus pathogène, même si beaucoup de biologistes supposent, sans pouvoir le démontrer, que cette probabilité n'est pas supérieure à celle qui peut faire émerger spontanément un virus pathogène par le seul jeu de l'évolution [5].

Cette hypothèse des biologistes est discutable, et il y a de bonnes raisons de penser au contraire que l'utilisation de plus en plus routinière de ces éléments génétiques augmente la probabilité de création de virus pathogènes dangereux. En effet, contrairement aux parasites génétiques naturels, qui possèdent en général un certain degré de spécificité quant à leur hôte, les vecteurs utilisés dans le génie génétique ont la capacité de franchir la barrière des espèces et d'infecter une gamme étendue d'espèces. Ils sont conçus dans cette intention, puisqu'ils servent à transférer des gènes entre espèces qui ne peuvent se croiser. Par ailleurs, leur structure « mosaïque », due à leur construction à partir de bouts d'ADN de différentes espèces, accentue leur absence de spécificité vis-à-vis des espèces potentiellement infectables.

Enfin, ces vecteurs sont construits de façon à tromper les mécanismes de défense de la cellule hôte, qui normalement sont chargés d'éliminer les substances étrangères, de combattre les infections et de protéger l'intégrité de son ADN.

Pour les besoins de la transgenèse, on crée donc des organismes génétiques artificiels, qui possèdent la faculté d'infecter de nombreuses espèces, de déjouer les défenses immunitaires des cellules, d'intégrer facilement des morceaux d'ADN de diverses origines, qui se reproduisent et peuvent muter très rapidement ou se recombiner avec d'autres éléments très pathogènes.

La recrudescence de nouvelles maladies, dues à des virus dont l'origine est incertaine, et qui se répandent très rapidement sur l'ensemble de la planète, devrait inciter à la plus grande prudence pour les opérations qui impliquent la manipulation d'éléments génétiques parasitaires. Les possibilités de recombinaison sont infinies et leurs dangers considérables.

La transgenèse est bien une activité à fort risque, qui doit être sévèrement encadrée. L'alimentation de demain se prépare dans des laboratoires, en manipulant des populations de virus ou de bactéries modifiés qui imposent des précautions considérables et un isolement complet du milieu externe. En effet, l'environnement constitue un réservoir d'une population microbienne infinie, qui permet des échanges génétiques et des recombinaisons imprévisibles avec les éléments génétiques artificiels du laboratoire. Les gènes peuvent être répliqués, recombinés, échangés d'un organisme à l'autre, transférés d'un microbe non pathogène à un pathogène et infecter tous les organismes.

Les disséminations volontaires ou involontaires de microorganismes génétiquement modifiés sont à cet égard particulièrement dangereuses, car des échanges de gènes entre espèces distinctes, phénomène connu sous le nom de « transfert horizontal », ont été observés chez les microbes. Mais le transfert horizontal de gènes n'est pas confiné aux bactéries. Il concerne vraisemblablement toutes les espèces animales, les plantes et les champignons. Il est théoriquement possible pour n'importe quel gène de n'importe quelle espèce de passer à n'importe quelle autre espèce, surtout si le gène est transporté sur des vecteurs génétiquement manipulés.

Par exemple, des transgènes et des gènes marqueurs de résistance à des antibiotiques dans des plantes ont été retrouvés dans des champignons et des bactéries telluriques [77]. Ce sont les populations microbiennes dans l'environnement qui sont les intermédiaires de ces transferts de gènes horizontaux.

Il n'est pas invraisemblable de penser qu'à moyen terme les risques de prolifération d'organismes génétiquement modifiés, éventuellement pathogènes et utilisés dans les laboratoires, devront être traités sérieusement, de même qu'on se préoccupe aujourd'hui (sans doute déjà trop tard) des risques de prolifération du plutonium, liés à la généralisation de la production d'électricité d'origine nucléaire. Les installations spécialisées dans le génie génétique pourraient devenir les cibles d'organisations extrémistes ou de groupes armés, qui y trouveraient la matière première pour la construction d'armes biologiques. L'attentat au gaz Sarin du métro de Tokyo montre qu'une telle hypothèse est loin d'être invraisemblable. D'ici peu, ces installations spécialisées devront être surveillées par des unités entraînées, comme les centrales nucléaires ou les bases militaires. Ce type de risque ne facilitera sans doute pas la communication des hommes de science avec le public, ni la confiance du public envers une technologie qui, appliquée à quelque chose d'aussi naturel que l'alimentation, devra se pratiquer sous la protection de l'armée ou de la police.

L'aventure scientifique est habituellement symbolisée par le chercheur en blouse blanche. Nous avons parfois quelque difficulté à admettre que, de façon croissante, l'origine de notre alimentation se situera dans ces laboratoires de haute technologie, plutôt que dans un champ, dans une région, un terroir. Et nous constatons en outre maintenant que ces mêmes blouses blanches, symbolisant la propreté et la pureté du laboratoire, sont à l'origine de problèmes imprévus, puisque, semble-t-il, elles fournissent une voie d'accès privilégiée vers l'extérieur pour les micro-organismes génétiquement modifiés.

En effet, c'est à tort que l'on pensait, jusqu'à récemment, que les bactéries génétiquement modifiées présentes sur les blouses par suite de projections pendant les manipulations de laboratoire mouraient en séchant. Des chercheurs hollandais de l'Institut national de la santé publique et de la protection de l'environnement ont découvert qu'il est possible d'isoler des bactéries parfaitement viables sur des blouses de laboratoire sèches, avant leur envoi à la blanchisserie locale [78]. La première étape du lavage de ces blouses consiste en un trempage à 35 °C, opération parfaite pour libérer les bactéries, qui sont alors envoyées dans le système d'égouts. L'équipe hollandaise a découvert ensuite que les blouses de laboratoire sont en fait régulièrement infectées, que les bactéries peuvent pénétrer dans les blouses et atteindre les vêtements personnels des chercheurs (puis les égouts après leur lavage à la maison), et enfin que des bactéries génétiquement modifiées peuvent survivre tout aussi bien que les variétés sauvages sur les blouses de laboratoire [79].

Les chercheurs soulignent que le potentiel d'échange génétique est important si les bactéries pénètrent dans les égouts, ce qui signifie que les modifications génétiques pourraient progresser jusqu'à atteindre l'ensemble de la population. Il s'avère donc que le développement de la transgenèse, même accompagné de mesures de confinement et de sécurité extrêmement strictes, est potentiellement dangereux. Des précautions apparemment importantes dans l'utilisation des organismes génétiquement modifiés peuvent être totalement anéanties par un facteur auquel on n'avait pas pensé, comme l'illustre le cas des bouses de laboratoire.

Indépendamment de tout cela, il est à noter que, selon le rapport de l'Organisation mondiale de la santé (OMS) de 1996, au moins trente nouvelles maladies, incluant le sida, la fièvre d'Ebola et l'hépatite C ont émergé au cours des vingt dernières années, tandis que d'anciennes maladies infectieuses, telles que la tuberculose, le choléra, la malaria et la diphtérie, réapparaissent en force au niveau mondial [80]. D'une part, on assiste à l'apparition de nouveaux virus, d'origine généralement inconnue et discutée, qui semblent franchir la barrière d'espèces avec une certaine facilité, et, d'autre part, les éléments pathogènes plus « classiques » deviennent de plus en plus résistants aux antibiotiques de toutes sortes. On serait donc en droit de réclamer, puisque ces deux tendances observables sont particulièrement préoccupantes, qu'elles soient intégrées par les instances réglementaires dans leur vision de l'avenir de la transgenèse.

En effet, les vecteurs de la transgenèse, quoique non pathogènes, sont conçus pour franchir aisément les barrières d'espèces et se recombiner avec d'autres éléments génétiques. Un grand nombre de facteurs, entre autres d'ordre environnemental, peuvent réactiver le potentiel pathogène de ces vecteurs, et on peut craindre particulièrement leurs recombinaisons avec des virus émergents.

De plus, la résistance aux antibiotiques, sur laquelle nous reviendrons, est vraisemblablement causée par transfert horizontal de gènes. Or un grand nombre de vecteurs de transgenèse portent des gènes marqueurs, qui sont des gènes de résistance aux antibiotiques. Comme ceux-ci sont spécifiquement conçus pour effectuer artificiellement un transfert horizontal de gènes (la transgenèse), on peut craindre que leur développement n'accélère la résistance aux antibiotiques des pathogènes humains ou animaux, qui devient un problème de santé publique très préoccupant (voir *infra*, chapitre 9).

8

La « pollution génétique »

Les risques écologiques des organismes génétiquement modifiés sont avant tout liés à leurs disséminations dans l'environnement. C'est pourquoi la réglementation communautaire relative aux OGM distingue les risques liés à l'utilisation confinée d'OGM de ceux liés à leur dissémination volontaire, qui font l'objet en Europe de deux directives distinctes. Nous savons maintenant à quel point la science de la génétique est jeune, et que nous ne connaissons qu'une infime parcelle de la machinerie complexe de la vie. Nous ignorons presque tout des interactions entre le génome d'un organisme et son environnement cellulaire, la cellule et l'organisme, l'organisme et l'écosystème.

Nous sommes incapables de prévoir la cascade d'éléments qui se déclenchent avec l'introduction d'un organisme transgénique dans l'environnement, depuis le gène jusqu'à l'écosystème. Les questions écologiques sont en effet les plus complexes qui soient et il s'agit de phénomènes dont l'échelle de temps est plus longue que le calendrier de retour d'investissements des multinationales et des mandats électifs des responsables politiques. Les premières disséminations contrôlées datent d'une dizaine d'années, ce qui est bien trop court par rapport à la manifestation éventuelle de problèmes écologiques. Malgré cela, comme on l'a vu, les disséminations commerciales ont débuté aux États-Unis en 1994, et couvrent en 1998 vingt millions d'hectares rien que dans ce pays, principalement en maïs, soja et coton, et quelque trente millions d'hectares dans le monde.

Les impacts écologiques des disséminations d'OGM ne seront sans doute pas brutaux, à l'instar d'un déversement de produits toxiques dans un fleuve, d'une marée noire ou d'une explosion nucléaire. En effet, les transformations des écosystèmes sous l'effet d'une pollution génétique ou de l'introduction d'une espèce exotique se déroulent sur des années. Elles restent longtemps invisibles, et lorsqu'elles deviennent manifestes, il est généralement trop tard.

Les essais en champ ne peuvent pas fournir les informations nécessaires pour les disséminations à grande échelle, parce qu'ils ont été contrôlés bien plus rigoureusement que dans les circonstances banalisées de la production commerciale. Le confinement des OGM devient impossible lorsque l'organisme est produit commercialement à une échelle globale. C'est pour cette raison que l'évaluation des risques ne peut retenir le confinement comme stratégie de réduction de ces derniers. Tout au contraire, elle devrait aborder le problème de l'invasibilité des gènes et des plantes transgéniques en retenant l'hypothèse qu'ils vont s'échapper du contexte agricole pour lequel ils ont été conçus.

Les organismes transgéniques sont des espèces nouvelles dans tous les écosystèmes où l'on veut les introduire. Créés en laboratoire, ils n'ont pas co-évolué avec les autres espèces de ces écosystèmes et n'ont pas de prédateurs naturels. Ils peuvent se comporter de manière imprévisible une fois replacés dans l'environnement, comme le font certains organismes exotiques dans un nouvel environnement.

Les espèces envahissantes

Les catastrophes écologiques susceptibles d'être provoquées par une espèce transgénique devenant envahissante peuvent être imaginées par analogie avec les problèmes écologiques documentés sur des espèces exotiques introduites dans un environnement nouveau. L'histoire abonde de problèmes écologiques graves dus à l'introduction d'espèces étrangères, qui se sont révélées envahissantes, ont causé la perte irrémédiable d'espèces autochtones et coûté des sommes astronomiques pour enrayer les dégâts provoqués par ces invasions indésirables. Quelques exemples illustrent ce type de problèmes.

Les eaux de ballast de navires, aspirées dans un port et rejetées dans un autre, constituent une voie privilégiée d'introduction d'espèces exotiques et ont provoqué d'innombrables introductions d'espèces dans les régions portuaires, dont certaines ont eu des conséquences désastreuses pour l'écologie de ces régions et, dans bien des cas, pour leur économie. Une des invasions récentes les plus spectaculaires eut lieu dans la mer Noire et la mer d'Azov, où fut introduit le cténophore *Mneiopsis leidyi* par les eaux de ballast d'un navire provenant de la côte atlantique en 1982. En 1988, cette espèce était devenue la forme de vie dominante de la mer Noire, allant jusqu'à représenter en certaines saisons 95 % de la biomasse*. *Mneiopsis* est une larve vorace, qui se nourrit de petits crustacés aux dépens des poissons. Les prises de poissons ont chuté, occasionnant des pertes de 250 millions de dollars pour les pêcheries, dont beaucoup, sur la mer d'Azov, ont dû fermer. *Mneiopsis* étend son habitat, et entre à présent en Méditerranée orientale.

En Méditerranée occidentale, une autre espèce d'envahisseur fait parler d'elle depuis quelques années, surnommée parfois complaisamment « algue tueuse » par des journalistes en quête de sensationnel. Il s'agit d'une algue toxique, l'algue *Caulerpa taxifolia*, repérée pour la première fois en 1984 devant le centre océanographique de Monaco, et qui depuis a envahi de nombreux points des rivages méditerranéens français, et même espagnols et italiens. Les scientifiques ne s'accordent toujours pas sur l'origine de cette algue, ni sur le danger qu'elle représente pour l'écosystème de la Méditerranée et sa biodiversité, ni sur les moyens et la nécessité de contrôler son expansion, après plus de dix ans d'étude.

Les espèces transgéniques risquent de nous poser ce type de problèmes de plus en plus fréquemment. On peut supposer que des organismes génétiquement manipulés, éventuellement favorisés par l'ajout d'un gène leur conférant un avantage comparatif par rapport aux espèces locales, comme un gène de résistance à un insecte, seraient capables de proliférer aux dépens des espèces locales.

De ce point de vue, les modifications qui améliorent la résistance d'une plante à des stress d'origine naturelle doivent être examinées de particulièrement près. Sur le plan écologique, on peut distinguer entre les gènes introduits pour modifier la qualité alimentaire d'un produit (teneur en huile, en protéines diverses...) et ceux qui modifient sa résistance à un stress écologique (herbicide, pathogène, parasite, sécheresse...). Les modifications de qualité alimentaire ne procurent en principe pas d'avantage comparatif à la plante modifiée et auront donc moins de chance de la rendre envahissante. En revanche, les modifications qui rendront une plante résistante à des herbicides ou à des insectes peuvent transformer une plante non envahissante en mauvaise herbe très néfaste pour d'autres cultures.

Les données sur la démographie des plantes dans des conditions de culture sont les meilleures indications du potentiel « envahissant » et donc du risque écologique. Si un transgène améliore notablement la capacité de la plante à croître et se multiplier hors de la culture, cette plante risque de devenir envahissante, ou bien le transgène risque de se répandre dans les populations sauvages et d'altérer leurs conditions génétique ou écologique. L'absence de données sur des risques environnementaux ne devrait pas conduire à la conclusion qu'il n'y a pas de risque, mais au contraire qu'un risque particulier n'a pas été considéré.

Les flux de gènes

Les plantes cultivées échangent des gènes avec les variétés sauvages apparentées, dont il ne faut pas oublier qu'elles sont issues. De nombreuses espèces à partir desquelles les plantes cultivées ont été sélectionnées continuent à vivre aujourd'hui dans la nature. En évoluant, ces plantes sauvages apparentées sont soumises à des règles très différentes des plantes cultivées, qui conduisent à la survie des formes les plus adaptées en cas de stress écologique, capables de résister à la sécheresse et aux inondations, à des chaleurs ou des froids extrêmes. Elles sont souvent devenues résistantes aux ravageurs, qui causent des dégâts si importants aux formes cultivées. C'est pourquoi ces plantes sauvages apparentées sont si précieuses pour l'agriculture.

Les plantes transgéniques portent des gènes d'autres organismes, qui sont donc susceptibles de se répandre dans les populations sauvages avec des conséquences inestimables pour la biodiversité et l'environnement. La diffusion des transgènes hors de la plante d'origine peut être qualifiée de « pollution génétique ». Elle intervient surtout lors de la reproduction sexuée par le biais du pollen, transporté par le vent ou les insectes jusqu'à une plante apparentée.

Si la réalité de la pollution génétique des espèces sauvages apparentées par les plantes cultivées transgéniques a pu être mise en doute lors des premières disséminations à titre expérimental, même les défenseurs de cette nouvelle technologie admettent aujourd'hui qu'elle est inévitable. De nombreuses expériences ont montré qu'un transgène introduit dans une plante cultivée passera tôt ou tard dans les plantes sauvages apparentées.

Les scientifiques ne débattent plus de la probabilité de la pollution génétique, mais tentent de construire des modèles pour estimer les distances que peut parcourir un transgène et l'échelle de temps avant que la pollution génétique ne se répande. Au fur et à mesure que des études se multiplient sur le sujet, il apparaît que la distance observée entre les cultures et d'autres plantes génétiquement contaminées ne fait que croître.

Le colza a été particulièrement étudié à ce sujet, du fait de son origine européenne, de la facilité avec laquelle il disperse son pollen et de l'importance économique du génie génétique appliqué à cette plante. Les premiers travaux sur la dispersion des transgènes indiquaient que le pollen se dispersait à environ 80 mètres des plantations de colza, puis on a trouvé des traces du transgène dans des plantes voisines à une distance de 500 mètres, et la dernière étude en date pousse cette distance à 2,5 km [81]. Et l'on sait que les expériences sur de petites parcelles contrôlées ne peuvent pas donner une idée vraiment fiable de la pollution possible lorsque de grandes monocultures de colza transgénique seront développées.

En effet, les expériences, dans les conditions contrôlées des parcelles expérimentales, qui consistent à évaluer jusqu'à quelle distance et avec quelle fréquence un transgène peut se transmettre spontanément d'une plante transgénique à une cousine sauvage, représentent une situation particulière et très « privilégiée » par rapport à la situation de cultures commerciales. Elles sont faites à trop petite échelle et ne prennent que très peu en compte l'effet du temps, qui est pourtant essentiel puisqu'un transgène est installé de manière définitive dans son organisme hôte.

Enfin, comme pour les plantes transgéniques elles-mêmes, on ignore les conséquences à long terme de l'intégration du transgène dans les plantes sauvages. Suivant qu'il leur confère un avantage comparatif (une résistance aux ravageurs, par exemple) ou l'inverse, les plantes sauvages apparentées peuvent se révéler envahissantes, devenir des mauvaises herbes insensibles aux herbicides, ou au contraire voir certaines de leurs populations disparaître, comme cela a été le cas pour du riz sauvage à Taiwan, après un transfert de gènes provenant d'un riz de culture, le rendant moins apte à la reproduction dans des conditions écologiques variables [82]. Les effets en cascade de ces modifications génétiques sont également largement ignorés : que se passera-t-il avec les plantes concurrentes, avec les insectes ravageurs ou pollinisateurs, avec leurs prédateurs (oiseaux, mammifères…) ? Les outils méthodologiques qui permettraient d'appréhender la recherche sur ces thèmes n'existent même pas.

Selon la commission du génie biomoléculaire, les risques écologiques liés aux disséminations d'OGM doivent être étudiés au cas par cas. En effet, les conséquences écologiques dépendent, entre autres, du transgène impliqué et de la caractéristique qu'il confère à l'organisme de la plante, l'animal ou le micro-organisme concerné par la transgenèse et de l'écosystème dans lequel se fait la dissémination. Il est donc, selon elle, impossible de juger du danger des OGM de façon générale.

Il est vrai que certaines transformations génétiques ou certains organismes génétiquement manipulés posent des risques écologiques particuliers, et que les conséquences sur l'environnement de la culture à grande échelle d'un maïs résistant à un insecte ou d'un colza résistant à un herbicide ne seront pas les mêmes. Elles sont en tout cas imprévisibles en l'état actuel des connaissances. Certains types de modifications des plantes peuvent exacerber les problèmes de contrôle des mauvaises herbes, des ravageurs ou des maladies.

Mais se cantonner à l'étude au cas par cas est sérieusement insuffisant. Cela permet d'échapper à la question plus générale de l'intérêt de développer des plantes transgéniques au détriment d'un autre type d'agriculture, plus durable et plus écologique. Cela ne tient pas non plus compte des pollutions génétiques cumulatives, c'est-à-dire que les conséquences sur l'environnement de la dissémination de plantes transgéniques dépendront également de l'existence ou non d'autres plantes transgéniques, de la même espèce ou d'une autre culture, dans l'écosystème.

À titre d'exemples, nous détaillons ici trois types de transformations génétiques chez les plantes cultivées, qui représentent aujourd'hui la plus grande partie des demandes d'autorisation de dissémination à titre expérimental ou pour des mises sur le marché : les plantes résistantes aux herbicides, les plantes résistantes aux insectes et les plantes résistantes aux maladies virales.

Les plantes résistantes aux herbicides

La résistance aux herbicides est le caractère qui a été le plus étudié en ce qui concerne la transgenèse. Il y a deux raisons principales à cela. La résistance aux herbicides est liée à un seul gène. C'est donc un caractère relativement facile à introduire par rapport à d'autres propriétés qui seraient pourtant *a priori* plus intéressantes pour développer la production agricole, comme la résistance à la sécheresse, à la salinité ou à d'autres contraintes environnementales. Par ailleurs, ces plantes, capables de résister à la pulvérisation d'herbicides, vont permettre d'accroître les ventes de l'herbicide auquel elles résistent et c'est un point important pour les sociétés agrochimiques qui commercialisent ces produits. Il n'est guère étonnant que les plus gros vendeurs d'herbicides soient dans la course aux plantes résistantes aux herbicides : Monsanto, fabricant du Round-up, crée des plantes Round-up Ready ; AgrEvo, fabricant du Basta, fabrique des plantes Liberty Link, résistantes au Basta ; Rhône-Poulenc, fabricant du bromoxynil, fait pousser du tabac résistant au bromoxynil en Europe et du coton aux États-Unis.

Les plantes résistantes aux herbicides ont été, en dehors de la tomate à mûrissement retardé aux États-Unis, les premières plantes transgéniques dont la mise sur le marché ait été autorisée. Aux États-Unis, le coton et le soja résistants au Round-up de Monsanto sont déjà cultivés sur des millions d'hectares, et d'autres produits de Monsanto, résistants au même herbicide, sont en voie d'être commercialisés. De même, AgrEvo a reçu l'autorisation de planter du maïs et du colza résistants au Basta aux États-Unis et au Canada, et Rhône-Poulenc tente de prolonger l'autorisation provisoire qu'il a obtenue pour un tabac résistant à son herbicide, le bromoxynil.

En Europe, la première plante transgénique dont la culture à l'échelle commerciale ait été autorisée a été le tabac résistant au bromoxynil, mis au point par la Seita et Rhône-Poulenc. Mais l'herbicide bromoxynil n'est pas homologué pour une utilisation sur le tabac, ce qui est logique puisqu'il tue le tabac conventionnel. Ainsi, pour pouvoir tirer parti de la résistance du tabac au bromoxynil et cultiver cette plante, il aurait fallu faire une demande d'homologation du bromoxynil sur le tabac, ce que Rhône-Poulenc n'a pas fait. Depuis, l'Union européenne a autorisé en 1996 l'importation du soja de Monsanto, résistant au Round-up, et la mise sur le marché en 1997 du maïs résistant à la pyrale de Novartis et du colza mâle stérile et tolérant au Basta de PGS.

Les herbicides totaux tuent toutes les plantes lorsqu'ils sont appliqués. Ils sont donc plus faciles d'utilisation que les herbicides dits spécifiques, plus efficaces sur certaines familles de mauvaises herbes, mais ils ne peuvent évidemment pas être appliqués quand la culture sort de terre. Le développement de plantes capables de résister à un herbicide total est censé faciliter la tâche de l'agriculteur dans le traitement des mauvaises herbes, puisqu'il pourra appliquer le même herbicide à tout moment de la saison, quelles que soient les mauvaises herbes et le degré de maturité de sa culture.

Il en résultera probablement une augmentation de l'utilisation de ces herbicides totaux, d'où l'aggravation des problèmes de pollution : augmentation des quantités d'herbicides et de leurs produits de dégradation dans les sols, les eaux et la chaîne alimentaire. Les effets négatifs des produits agrochimiques sur l'environnement ont été suffisamment décrits depuis le fameux ouvrage *Printemps silencieux* de Rachel Carson pour que l'on ne s'y attarde pas ici [83].

C'est pourquoi le développement de plantes résistantes aux herbicides est le couronnement caricatural de l'agriculture intensive. En effet, le paradoxe est le suivant : d'abord, on développe des poisons chimiques pour se débarrasser des mauvaises herbes ; puis, au lieu de réfléchir aux méthodes alternatives de lutte contre les mauvaises herbes et de réduire l'utilisation d'herbicides, on trafique les gènes des plantes cultivées pour qu'elles résistent à ces poisons...

Ce faisant, le risque est ainsi à la longue de substituer à l'engrenage des pesticides un engrenage biotechnologique. En effet, les mauvaises herbes développent des résistances aux herbicides les plus courants, et après quelques années d'utilisation d'un produit, celui-ci perd de son efficacité, les agriculteurs doivent utiliser un autre produit... C'est l'engrenage des pesticides.

Le développement de plantes transgéniques résistantes aux herbicides totaux peut faire craindre le développement de mauvaises herbes, résistantes à ces herbicides totaux, par deux mécanismes distincts ; le transfert de gènes à des plantes sauvages apparentées et la pression de sélection, due à l'augmentation de l'utilisation d'un seul herbicide, ce qui favorise l'émergence de plantes qui peuvent le tolérer.

Nous avons vu que les plantes cultivées pouvaient échanger des gènes avec les plantes sauvages apparentées, qui dès lors pourront devenir résistantes aux herbicides et donc beaucoup plus difficiles à traiter. L'herbicide pour lequel la culture a été résistante perd alors son efficacité et son intérêt. Comme il s'agit souvent de ces herbicides totaux dont le profil environnemental est plus intéressant que les herbicides classiques, avec un temps de rémanence plus faible et des produits de dégradation moins toxiques, un certain nombre de scientifiques estiment que leur perte d'efficacité est un véritable problème écologique. De plus, ces mauvaises herbes, ayant acquis la résistance aux herbicides, peuvent devenir envahissantes, et gêner non seulement l'agriculteur qui aura planté une espèce transgénique, mais aussi tous les agriculteurs dans la région.

Il en est d'ailleurs de même pour la culture elle-même, qui peut devenir envahissante et constituer une mauvaise herbe pour les voisins. Les repousses, d'une année sur l'autre, peuvent à terme constituer une véritable nuisance pour le cultivateur. Ce cas a été particulièrement observé pour les betteraves à sucre, dont les repousses constituent une nuisance importante. Si les repousses sont résistantes au même produit que celui que l'on cultive, la résistance ne sert plus à rien, de même que l'herbicide…

Mais le problème est rendu plus complexe encore avec l'apparition probable de résistances croisées, c'est-à-dire de mauvaises herbes ayant acquis la résistance à plusieurs herbicides totaux. En effet, les fabricants d'herbicides du monde entier essaient de développer des cultures résistantes à leur herbicide, afin d'en accroître les volumes de vente. Il est probable que la commercialisation de différentes plantes avec des résistances à différents herbicides favorisera l'émergence de résistances multiples chez les mauvaises herbes.

Les plantes résistantes aux insectes

Une grande partie des transformations génétiques des plantes consiste à leur introduire des gènes de résistance aux insectes ravageurs, afin de les en protéger. Ces plantes sont souvent considérées comme un atout dans la lutte contre la pollution agricole, car elles sont censées permettre de réduire l'utilisation d'insecticides chimiques, qui sont des poisons violents et polluent gravement l'air, les sols et l'eau.

En réalité, il s'agit d'une vue à court terme, car on sait aujourd'hui que les insectes, avec leur fabuleuse capacité d'adaptation, pourront rapidement muter afin de se protéger contre les toxines émises par les plantes transgéniques. Le développement de ce qu'on appelle les plantes Bt, en particulier, est une véritable guerre menée contre l'agriculture biologique.

Bacillus thuringiensis, *une bactérie déjà bien connue...*

Le *Bacillus thuringiensis* (Bt), déjà évoqué précédemment, est une bactérie aérobie sporulée que l'on rencontre couramment dans la nature. Il produit plusieurs toxines insecticides, dont les plus spécifiques sont des cristaux protéiques formés au cours de la sporulation. Ces inclusions de protéines cristallisées, ou endotoxines, constituent les principaux ingrédients actifs contenus dans les préparations au Bt actuellement utilisées.

Lorsque certains insectes ingèrent la bactérie ou ses spores, ou encore l'endotoxine protéique produite par la bactérie, leurs systèmes digestifs cessent de fonctionner et ils meurent. Les substances disponibles dans le commerce ne contiennent pas la toxine active, mais une protoxine inactive, qui doit encore être activée dans les intestins des insectes par un processus comprenant jusqu'à sept étapes différentes. Les protéines cristallisées de la toxine sont appelées protéines « Cry », et les gènes correspondants gènes « Cry ». On connaît aujourd'hui plus de cinquante protéines Cry, issues de différentes souches de Bt. Chaque toxine Cry est relativement spécifique de certains insectes.

Le Bt est enregistré depuis 1961 auprès de l'Agence américaine de protection de l'environnement (EPA) en tant que pesticide à pulvérisation foliaire. Un avantage des toxines Bt par rapport aux insecticides chimiques résulte à la fois de leur spécificité pour les insectes nuisibles et de leur mode d'action : elles ne présentent aucun effet négatif connu sur les mammifères et les oiseaux et sont de plus facilement détruites dans l'environnement.

À ce jour, les toxines Bt sont pulvérisées sur les plantes, où elles sont décomposées en quelques jours sous l'effet de la lumière. La durée et la concentration de la pulvérisation peuvent être ajustées en fonction des besoins, et il est facile de changer de type de toxine.

Les pesticides au Bt employés en pulvérisation foliaire sont essentiels à de nombreux programmes de cultures biologiques ou de lutte intégrée contre les ennemis des cultures pour des variétés cultivées très diverses. Ils ont été reconnus par l'EPA comme une méthode de lutte contre les insectes nuisibles plus sûre que de nombreux autres pesticides chimiques. Cette agence a reconnu que les pesticides au Bt présentent peu de risques écologiques, alimentaires ou pour les ouvriers agricoles, comparés aux alternatives plus risquées qui pourraient remplacer un pesticide à base de Bt en cas de développement de résistance chez les insectes visés.

Du fait de son efficacité et de sa sûreté par rapport aux pesticides qu'il remplace, le Bt représente probablement l'insecticide le plus important jamais découvert. Ses ventes annuelles aux États-Unis s'élèvent aujourd'hui à quelque 60 millions de dollars et constituent la plus grande part des ventes de pesticides biologiques.

La production et l'application de Bt se sont également développées rapidement en Chine à la fin des années quatre-vingt, suite à l'apparition d'insectes résistants aux pesticides chimiques. Les préparations à base de Bt y ont augmenté de moins de 300 tonnes en 1985 à 1 500 tonnes en 1990. La disparition d'un tel pesticide forcerait les agriculteurs à opter pour des agents antiparasitaires plus nocifs. Or une telle évolution serait contraire aux exigences de protection de la qualité des aliments, qui visent à limiter l'usage des pesticides conventionnels.

Les cultures transgéniques utilisant le Bt

L'introduction de gènes Cry dans des cultures végétales leur permet de fabriquer elles-mêmes une toxine analogue à celle de la bactérie *Bacillus thuringiensis* qui les protège des insectes, mais crée néanmoins une situation très différente des utilisations des produits conventionnels au Bt. En effet, les toxines Cry sont produites en permanence par les plantes et à des concentrations supérieures à celles des pesticides Bt. Elles sont exprimées dans toutes les parties de la plante — en des concentrations différentes et non spécifiques à chaque tissu — et, par rapport à la protoxine des agents de pulvérisation conventionnels au Bt, la variante transgénique est modifiée et raccourcie. De plus, la concentration ne peut se mesurer en doses exactes et, jusqu'à présent, une seule variante est produite par chaque culture.

La première plante transgénique utilisant le Bt était du tabac résistant au sphinx du tabac, produit au début des années quatre-vingt par Plant Genetic Systems. Il fut testé sur le terrain en 1986 aux États-Unis et en France. Vers la fin 1990, près de vingt essais de plantes transgéniques Bt ont eu lieu rien qu'aux États-Unis. À l'exception du Mexique, les pays en voie de développement n'ont engagé des essais sur le Bt que plus tardivement.

Au début 1997, sur près de quatre-vingt cultures transgéniques agréées ou en cours d'agrément dans le monde, vingt et une étaient des plantes au Bt, avec en tête le maïs (onze agréments), suivi de la pomme de terre (cinq agréments) et du coton (cinq agréments). Parmi les pays en voie de développement, le Mexique et l'Afrique du Sud ont commercialisé des cultures transgéniques au Bt.

Aux États-Unis, les cultures transgéniques au Bt occupaient en 1997 près de un million et demi d'hectares : 400 000 à 800 000 mille hectares de maïs Monsanto, 200 000 mille hectares de maïs Novartis, 700 000 mille hectares de coton Monsanto (environ 12 % de la superficie du coton aux États-Unis), et plus de 20 000 hectares de plants de pommes de terre de Nature Mark Potatoes, une filiale de Monsanto [84].

Les problèmes de résistance aux insecticides

La résistance aux insecticides constitue un problème majeur, tant pour l'agriculture que pour la santé publique. Plus de cinquante espèces d'insectes et de mites ont développé une résistance à des insecticides [85]. Les préparations au Bt, contrairement à ce que l'on pensait, ne font pas exception au phénomène du développement de résistance, malgré leur mode d'action particulier. Dès 1981, l'EPA était informée que la résistance au Bt se développait chez certaines espèces nuisibles [86].

Des essais à petite échelle sur le terrain furent engagés dès 1986 sur des cultures transgéniques exprimant des toxines Bt. Ces plantes transgéniques exercent une forte pression sélective sur les populations de parasites car les plantes maintiennent une dose de toxines constante pendant toute la période de croissance, contrairement aux agents de pulvérisation au Bt, qui sont rapidement inactivés [87].

Or, depuis l'époque des premiers essais sur les plantes transgéniques qui expriment les toxines Bt, en laboratoire aussi bien que sur le terrain, il a été rapporté que plusieurs espèces courantes d'insectes nuisibles ont développé une résistance aux endotoxines Bt. Cette résistance induite indiquerait que les pesticides biologiques peuvent subir le même sort que les produits chimiques de synthèse. Ainsi, dans une étude de laboratoire réalisée en 1992, la résistance de huit espèces aux endotoxines Bt a été analysée. Au moins l'une des espèces examinées, la fausse teigne des crucifères (*Plutella xylostella*), développa un haut niveau de résistance sur le terrain par suite de l'utilisation de Bt [85].

En 1997, une autre étude a fourni la première estimation directe de la fréquence d'insectes résistants au Bt dans les champs. Il a été observé que chez la noctuelle verdoyante (*Heliothis virescens*), l'un des principaux parasites du coton, un individu sur trois cent cinquante portait un allèle* de résistance à la toxine Bt, fréquence largement supérieure à celle admise par les modèles théoriques antérieurs. Selon les auteurs de cette étude, avec des « zones refuges », constituées de plants de coton non transgéniques, censées permettre la conservation d'un réservoir de populations d'insectes non résistants, atteignant 4 % de la surface plantée en coton transgénique comme l'exige l'EPA, le coton au Bt resterait efficace pendant dix ans contre la noctuelle verdoyante. Mais avec d'autres parasites comme le ver de la capsule du coton et la pyrale du maïs, la résistance pourrait se développer sur une période de trois à quatre ans seulement [88]. Ainsi, les risques sont importants que les insectes développent rapidement une résistance au Bt, ce qui réduirait à néant tous les bénéfices attendus de la nouvelle utilisation.

Le gouvernement américain, après l'avoir nié, commence à se rendre compte du risque d'apparition de résistances au Bt. L'Agence de l'environnement américaine a recommandé en 1999 que les cultivateurs de maïs Bt instaurent des « zones refuges » pour la pyrale couvrant 20 % à 40 % de la surface cultivée en maïs Bt. Cela représente des surfaces considérables, mais répond à la nécessité de conserver des réservoirs suffisants de populations d'insectes non résistants. Les recommandations varient du simple au double suivant que le maïs conventionnel est traité avec des insecticides (dans ce cas l'EPA recommande que 40 % soient plantés en conventionnel) ou non (20 %). Les agriculteurs ne vont pas tarder à se trouver dans des situations absurdes où du maïs transgénique voisinera avec du maïs presque bio, ou devront traiter près de la moitié de leurs surfaces. L'intérêt économique d'éviter les pulvérisations ou la simplification des pratiques agricoles que ce maïs est censé procurer deviennent dès lors dérisoires. Les maïsiculteurs américains ne s'y sont pas trompés, qui ont déjà déclaré qu'ils ne suivraient pas les recommandations (non contraignantes légalement) de l'EPA. Novartis a admis que les problèmes de résistance pourraient se révéler rapidement, ce qui rendrait le maïs Bt inopérant, et en est venu à proposer de substantielles réductions sur les prix de ses semences non Bt aux acheteurs de Bt, afin de les inciter à suivre les recommandations du gouvernement et à augmenter la taille des zones refuges !

Une autre étude récente démontre que la fréquence d'un allèle de résistance à plusieurs toxines dans des populations sensibles de fausses teignes des crucifères (*Plutella xylostella*) était dix fois supérieure à l'estimation la plus fréquemment citée pour la limite supérieure de la fréquence d'un allèle de résistance dans des populations sensibles. L'allèle peut être facilement conservé pendant plus de cent générations au laboratoire, sans exposition au Bt [89]. L'ensemble de ces découvertes suggère fortement que le gène de résistance porte peu de fardeau génétique, peut-être même aucun, et, dans ce cas, la stratégie de gestion de la résistance par des zones refuge n'aura aucun effet.

Cette émergence d'une résistance aux insecticides, qu'ils soient chimiques ou biologiques, est un problème international. La résistance au Bt de la fausse teigne des crucifères a été observée dans des champs aux États-Unis et en Malaisie, ainsi que sous serre au Japon. Elle est à chaque fois liée à des utilisations intensives de Bt pour contrôler ce parasite.

Par ailleurs, le développement de résistance à une protéine Cry, c'est-à-dire à une toxine spécifique, chez un insecte, conduit souvent à une résistance croisée, à savoir que l'insecte devient également résistant à d'autres protéines Cry, et donc à d'autres toxines Bt. Des insectes sélectionnés pour résister à la protéine CryIA(c), par exemple, présentent également une résistance aux protéines CryIA(a), CryIA(b), CryIB, CryIC et CryIIA [85, 89].

En raison du manque de connaissance sur les mécanismes de liaison de ces protéines, il est impossible de prévoir de tels effets de résistance croisée. De plus, les résistances croisées se présentent différemment chez des espèces différentes, et même parfois au sein d'une même espèce. Une telle résistance croisée se développe non seulement après un traitement par des préparations hétérogènes conventionnelles au Bt, mais aussi au cours d'expériences utilisant une seule toxine Bt isolée [91]. Si la résistance se développe, elle ne peut donc vraisemblablement pas être contournée par le simple passage à une autre toxine.

Allié au fait que les fréquences des gènes de résistance semblent nettement supérieures aux estimations antérieures, le phénomène de résistance croisée démontre que la résistance peut se développer bien plus rapidement qu'on ne l'imaginait, et avec des conséquences plus graves. Et contrairement aux préparations conventionnelles au Bt, les plantes transgéniques Bt présentent des propriétés qui rendent beaucoup plus probable le développement d'une résistance aux parasites : les cultures Bt ne produisent qu'une seule endotoxine et elles expriment la toxine en une dose qui reste élevée sur une longue période de temps, de sorte qu'elles exercent une pression sélective permanente sur les parasites visés, d'une manière que sont loin d'atteindre les préparations conventionnelles au Bt.

Les risques de transfert du gène Bt
à des cultures non génétiquement modifiées

Comme on l'a vu, les flux de gènes entre plantes transgéniques et plantes sauvages natives peuvent être à l'origine de sérieux problèmes environnementaux. Le transfert de gènes Bt à des variétés sauvages apparentées pourrait ainsi renforcer le développement de résistance chez les parasites qui se nourrissent également de ces variétés sauvages. Des mauvaises herbes protégées par la toxine du gène Bt pourraient introduire une pression sélective supplémentaire sur les insectes nuisibles et augmenter le taux de développement de la résistance [92].

Nous avons vu que les préparations insecticides classiques à base de la protéine Bt n'ont pas fait apparaître d'effet sur des organismes non visés, car la protoxine bactérienne est spécifique de certains insectes. En revanche, les plantes génétiquement modifiées qui contiennent le gène Bt produisent une toxine légèrement différente, qui n'a peut-être pas la même spécificité vis-à-vis des insectes cibles. À cet égard, la « bonne nouvelle » découverte par Novartis lors de la création du maïs Bt, qu'il se protégeait, non seulement de la pyrale, mais également de la sésamie, est plutôt inquiétante. En effet, la sésamie n'est pas sensible aux préparations classiques à base de Bt. Cette bonne nouvelle signifie en fait que le maïs Bt n'a pas la même spécificité vis-à-vis des insectes que les préparations, que la toxine et son mode d'action sont différents et que d'autres effets sont possibles.

Selon la documentation de Novartis, le gène Bt présent dans le maïs produit également trois autres protéines Bt [93]. On ignore si l'une des ces protéines Bt peut agir comme une toxine Bt déjà active. Il est possible que la protéine de type toxine contenue dans le maïs manipulé puisse également être activée chez des insectes à intestins non basiques ou des vers de terre.

De plus, les plantes génétiquement manipulées produisent des toxines Bt au cours de toute leur vie et dans tous leurs éléments. La décomposition de la plante après la récolte pourrait entraîner une accumulation de ces toxines Bt dans le sol, avec des concentrations suffisamment élevées pour constituer un risque pour des organismes non visés, notamment des insectes bénéfiques (par exemple des pollinisateurs ou les parasites et les prédateurs des insectes nuisibles) et d'autres classes d'animaux. Cela pourrait provoquer la sélection et l'enrichissement des insectes résistants à ces toxines [94].

On le voit, il existe des risques non négligeables que la commercialisation et l'utilisation généralisée de cultures résistantes aux insectes grâce au gène Bt s'accompagnent d'effets environnementaux néfastes : développement en quelques années d'une (multiple) résistance à Bt chez les principaux parasites ; effets négatifs dus au transfert de traits Bt vers des plantes servant de progéniteurs et vers des variétés sauvages apparentées ; et perturbation de l'écologie des sols par des effets nocifs sur les organismes impliqués dans la décomposition de la matière organique. On risque ainsi rapidement de perdre à jamais un pesticide biodégradable, non toxique et précieux. Cela constituerait un coup sérieux pour l'agriculture durable et pour les efforts de lutte intégrée contre les parasites, et en particulier pour l'agriculture biologique, qui se développe aujourd'hui très rapidement, hors du contrôle des multinationales de l'agrochimie.

C'est pour l'ensemble de ces raisons que l'association internationale des mouvements d'agriculture biologique (IFOAM), les associations Greenpeace et Sierra Club, ainsi qu'une trentaine d'autres groupes de protection de l'environnement ou d'agriculteurs ont attaqué en 1997 l'Agence de protection de l'environnement américaine (EPA) pour négligence grave dans l'octroi des autorisations de disséminations à l'échelle commerciale de plantes contenant le gène Bt, lui demandant de révoquer toutes les autorisations accordées et de ne plus en accorder d'autres [51].

Les plantes résistantes aux virus

Les maladies virales des plantes cultivées occasionnent des dégâts considérables dans les cultures et sont sources de pertes économiques importantes chez les agriculteurs. La résistance aux virus est donc un des domaines importants de la recherche en transgenèse végétale, et représente plus de 10 % des essais de plantes transgéniques. L'approche la plus commune utilisée en génie génétique pour obtenir une résistance virale consiste à introduire dans le génome de la plante une information génétique dérivée du virus cible, en général le gène de la protéine de capside* (ou enveloppe) du virus. Les mécanismes généraux qui sous-tendent cette résistance ne sont que partiellement élucidés [7].

Une des inquiétudes liées au développement de plantes transgéniques avec des gènes de protéines de capsides de virus est l'apparition de nouvelles maladies par différents processus viraux connus, dont les deux principaux sont :

— la transcapsidation, un phénomène par lequel le matériel génétique d'un virus peut être encapsidé (enveloppé) par la capside d'un autre virus, lui permettant ainsi de pénétrer dans des cellules qui autrement l'auraient exclu. Elle peut donc conférer un nouveau potentiel de dissémination à une souche virale ;

— la recombinaison, théoriquement possible, entre le produit du gène inséré dans le génome de la plante et le matériel génétique du virus, donnant naissance à un virus recombinant, avec un pouvoir pathogène accru ou un spectre d'hôtes élargi [95]. Les phénomènes de recombinaison sont, par essence, non contrôlables et sont susceptibles d'être également favorisés par l'expression en continu de la protéine de capside du virus dans la plante transgénique et par l'induction d'un état infectieux durablement toléré chez les espèces pérennes [96].

Avec la généralisation de plantes transgéniques infectées avec des gènes de virus, les recombinaisons pouvant être plus fréquentes, de nouvelles souches de virus pathogènes et difficiles à contrôler peuvent apparaître, posant des problèmes non seulement pour les cultures que l'on a tenté de protéger, mais pour d'autres plantes, à cause de l'élargissement possible du spectre d'hôtes des nouveaux virus. De surcroît, cela peut avoir des conséquences écologiques en chaîne encore insoupçonnées, car on sait que les virus sont aisément transportés par de nombreuses espèces d'aphides ou d'insectes qui attaquent les plantes. Enfin, des découvertes récentes ont montré le rôle important des virus dans le maintien de l'équilibre entre diverses espèces de plantes dans les écosystèmes, insoupçonné jusqu'à très récemment. Le développement de plantes résistantes aux virus risque de modifier profondément cet équilibre de façon imprévisible.

Ces risques sont bien entendu multipliés par la dissémination potentielle du transgène, comme pour toute plante transgénique. Mais l'introgression d'un gène de résistance à un virus dans le génome d'une mauvaise herbe lui procurera un avantage comparatif qui favorisera sa dissémination. La pression de sélection qui détermine son avantage biologique ne peut être suspendue ou modulée, comme dans le cas d'un herbicide, et la situation ainsi créée est particulièrement irréversible.

Les contraintes sur la gestion du territoire

La gestion des cultures génétiquement modifiées sur de grandes étendues risque de devenir rapidement extrêmement complexe. Afin d'éviter au maximum les conséquences écologiques des disséminations d'OGM, de coûteux systèmes de biovigilance devront être mis en place, afin de repérer au plus vite les effets indésirables. Malheureusement, il faut le répéter, dans le domaine de la pollution génétique, les effets risquent de rester invisibles pendant plusieurs années. Et lorsqu'on les observera, ils seront alors irréversibles, puisque les organismes vivants manipulés se reproduisent et qu'on risque de ne pouvoir les éliminer si l'écosystème a été perturbé.

Il est vraisemblable que l'on devra aussi se préoccuper rapidement des diverses formes de résistances qui ne manqueront pas de se développer : résistance des insectes aux toxines des plantes insecticides ; résistance des mauvaises herbes aux herbicides totaux utilisés avec les cultures modifiées pour leur résister ; résistance ou nouvelle pathogénéité des maladies des plantes...

Ces nouvelles situations ne peuvent qu'impliquer une forte augmentation de la complexité des pratiques agricoles, car l'agriculteur devra se conformer à des plans de gestion très complexes. Pour éviter en effet l'émergence trop rapide de résistances diverses, ces derniers devront prendre en compte, non seulement l'ensemble des cultures d'une région, avec les différentes modifications génétiques de ces cultures sur le territoire, mais aussi l'historique des différentes parcelles avec les rotations des saisons précédentes, ainsi que les modes de traitement de ces parcelles !

Déjà très encadré par les services des directions de l'agriculture, l'agriculteur risque de n'être plus qu'une pièce d'un gigantesque puzzle technico-industriel, où les autorisations de plantation dépendront de l'ensemble des cultures du territoire ainsi que des débouchés pour ses produits agricoles, sur lesquels il n'aura aucune prise. Son autonomie et sa liberté pourraient ainsi se trouver complètement bridées par une technostructure gérant le territoire à la manière d'une usine d'assemblage.

9

Les risques pour la santé

Parce qu'il permet des interventions techniques dans les produits alimentaires qui étaient impossibles auparavant, le génie génétique présente des risques inédits pour la santé humaine ou animale. Des substances nouvelles peuvent être introduites dans nos aliments par le biais de plantes transgéniques, dont les effets à long terme sont inconnus. Il a fallu des millénaires de tâtonnements et d'expériences pour que l'homme fasse la part des plantes qu'il pouvait consommer et de celles qu'il fallait éviter. Or les processus actuels sont caractérisés par une vitesse de mise en place foudroyante !

Des allergies provoquées
par l'alimentation transgénique

L'allergie est déjà aujourd'hui un véritable risque alimentaire, il lui arrive de tuer et elle est en constante augmentation. Il y a des manifestations allergiques à tout âge, et sous des formes différentes. Chez le nourrisson, l'allergie se manifeste souvent par des problèmes digestifs, de l'eczéma et de l'asthme. Chez l'enfant, les allergies provoquent plus souvent de l'eczéma, des problèmes respiratoires et de l'urticaire. Enfin, chez l'adulte, les symptômes sont moins aigus.

Les allergies alimentaires sont moins nombreuses et se manifestent éventuellement par des crises d'asthme ou d'urticaire. Les chocs anaphylactiques* sont en revanche plus fréquents que chez l'enfant.

Or les allergies alimentaires, en constante augmentation, ne sont que très mal évaluées. On considérait jusqu'à présent qu'elles touchaient environ 0,5 % de la population. Or on a chiffré récemment à 0,5 % de la population anglaise les personnes uniquement allergiques à la cacahuète, ce qui, pour les allergologues, signifie que les allergies alimentaires touchent au moins 2 % de la population. Il y a eu en 1992, en Angleterre, davantage de morts à cause d'allergies aux cacahuètes que par piqûres de guêpes !

Un grand nombre d'aliments peuvent provoquer des allergies dans certains segments de la population, comme les kiwis, les cacahuètes, les mangues, les fraises, les litchis, les noix de coco, les poissons et les crustacés. Les personnes allergiques à ces produits prennent soin de les éviter, ce qui est en général relativement aisé car ils sont bien identifiés. Il devient plus difficile en revanche d'éviter les effets d'aggravation des allergies à cause des phénomènes de pollution, qui interfèrent avec les allergies alimentaires. Le phénomène des allergies croisées peut également se révéler complexe. Par exemple, le latex provoque des allergies croisées avec le kiwi, la banane, l'avocat ou les graines de sésame [97].

L'allergie alimentaire est connue depuis l'Antiquité, mais elle prend une nouvelle dimension avec l'évolution des habitudes et des modes de production alimentaires. La création ou l'aggravation d'allergies est un des risques les plus évidents de l'alimentation transgénique. Les allergies sont en effet causées par des protéines, et souvent celles qui sont impliquées dans la défense des plantes contre les ravageurs et les maladies. Or, la résistance des plantes aux insectes ou aux maladies est un des caractères les plus souvent introduits dans les plantes génétiquement manipulées.

Les sources alimentaires issues du génie génétique contiennent souvent en fortes proportions des protéines, produits de l'expression du gène introduit ou modifié, qui peuvent représenter de nouveaux dangers pour la santé. Les nouvelles protéines d'origine virale, bactérienne, végétale et animale que le génie génétique se prépare à introduire dans notre alimentation n'ont souvent jamais fait partie de l'alimentation humaine et leur potentiel allergène est totalement inconnu. Le risque d'augmentation des allergies est d'autant plus réel que les personnes sujettes à des allergies alimentaires ne pourront pas savoir si elles sont allergiques aux aliments modifiés génétiquement, surtout dans le cas où les produits issus du génie génétique constituent des additifs alimentaires.

Le cas d'un soja transgénique créé par la société semencière Pioneer est édifiant à ce sujet. En effet, ce soja avait reçu un gène de la noix du Brésil pour augmenter sa teneur en un acide aminé essentiel, la méthionine. Les tests classiques de détermination du potentiel allergène de ce soja se sont révélés négatifs. Cependant, la noix du Brésil est un puissant allergène, largement connu, et l'on dispose de sérum des personnes allergiques à la noix du Brésil. Les tests effectués avec ces échantillons de sérum ont montré que le pouvoir allergène de la noix du Brésil était passé dans le soja, bien qu'un seul gène de la noix du Brésil ait été introduit dans le génome du soja. Pioneer a donc dû arrêter le développement de son produit.

Le problème devient bien plus ardu encore lorsque l'organisme à l'origine du gène introduit ne fait pas partie de l'alimentation humaine, comme c'est le cas pour la majorité des plantes transgéniques sur lesquelles travaillent actuellement les géants de l'agrochimie et des semences. Le potentiel allergène de ces nouvelles protéines est alors « incertain, imprévisible et intestable », selon les termes du scientifique Marion Nestle, dans le *New England Journal of Medicine* [98].

Dans le cas particulier de l'hormone de croissance bovine (BST), on a vu que la BST synthétique contenait un acide aminé supplémentaire, la méthionine, par rapport à son homologue naturel (voir *supra*, chapitre 3). C'est la même différence que l'on a observée entre l'hormone de croissance humaine recombinante, fabriquée de la même façon par des bactéries génétiquement modifiées en réacteur, et l'hormone de croissance naturelle.

Or, le *Physicians Desk Reference*, ouvrage médical américain de référence sur les médicaments, note que 30 % des patients ont développé des anticorps, c'est-à-dire ont subi une réaction allergique, à la suite de l'injection d'hormone synthétique contre 2 % des patients traités à l'hormone de croissance humaine naturelle. Par analogie, on peut craindre que certains consommateurs ne développent des réactions allergiques au lait contenant de la BST synthétique, même s'ils ne sont pas allergiques à l'hormone naturellement présente dans le lait. Mais la Food and Drug Administration américaine n'a pas jugé bon d'évaluer le potentiel allergène des produits laitiers ou de la viande des vaches traitées à la BST avant de donner l'autorisation de commercialiser ce produit.

Résistance aux antibiotiques

De nombreuses plantes génétiquement manipulées contiennent des gènes de résistance aux antibiotiques. C'est le cas par exemple du maïs génétiquement modifié de Novartis, dont le gouvernement français a annoncé le 27 novembre 1997 qu'il autorisait la culture commerciale. Ces gènes de résistance aux antibiotiques ne sont pas utiles pour la plante, mais ont été insérés en même temps que le gène d'intérêt et servent à déterminer les cellules qui ont intégré le nouveau gène. On les appelle des gènes marqueurs.

En effet, toutes les cellules de la plante infectées par une bactérie porteuse du gène d'intérêt ou bombardées par un canon à gènes n'intègrent pas la modification génétique, ou n'y survivent pas, puisque l'expérience ne marche que pour une cellule sur mille en moyenne. Pour déterminer quelles cellules ont intégré le gène que l'on cherche à transférer, on lui adjoint un gène marqueur, le plus souvent un gène de résistance à un antibiotique ou éventuellement à un herbicide. Les cellules transformées sont mises en croissance dans une solution nutritive contenant de l'antibiotique ou de l'herbicide. Seules celles qui ont le gène de résistance ne sont pas tuées dans la solution d'antibiotique et sont sélectionnées pour régénérer des plantes entières.

Par la suite, ce gène, totalement inutile, est transmis aux générations suivantes et reste dans le patrimoine génétique de l'espèce. Il sera présent dans toutes les futures variétés créées à partir de cette plante transgénique, et également dans les plantes sauvages apparentées, qui auront été contaminées par pollinisation. Ce sont ces variétés qui sont maintenant cultivées à l'échelle commerciale et introduites, avec leur gène de résistance à l'antibiotique, dans notre alimentation. Pourtant, il est techniquement possible de retirer ces gènes de résistance aux antibiotiques. Les conseils scientifiques qui avisent les autorités réglementaires, comme le comité de la prévention et de la précaution du ministère de l'Environnement français, recommandent de ne pas commercialiser de plantes résistantes aux antibiotiques afin de ne pas risquer de généraliser les résistances des bactéries aux antibiotiques.

D'un point de vue sanitaire, il paraît en effet inquiétant de disséminer dans l'environnement des gènes de résistance à des antibiotiques couramment utilisés en santé humaine et animale. Le développement de bactéries pathogènes résistantes à des antibiotiques communs devient un véritable problème de santé publique, et certaines maladies infectieuses deviennent extrêmement complexes à combattre.

De plus en plus de souches bactériennes pathogènes ont développé des résistances croisées à diverses familles d'antibiotiques. En particulier, le staphylocoque doré, malheureusement relativement fréquent dans les hôpitaux, est devenu peu à peu résistant à un antibiotique après l'autre, jusqu'à ce qu'il ne reste plus que la vancomycine qui puisse lui être efficacement opposée. Mais en 1996, au Japon, fut repérée une souche de staphylocoque doré résistante à tous les antibiotiques connus, même à la vancomycine. En août 1997, le Centre de contrôle des maladies (CDC, Center for Disease Control) américain, à Atlanta, rapportait qu'un patient dans le Michigan avait contracté une infection par des staphylocoques également résistants à la vancomycine. On peut donc craindre que ces souches multirésistantes se propagent rapidement dans d'autres hôpitaux aux États-Unis et dans le monde entier [99].

La raison majeure du développement rapide d'organismes pathogènes résistants aux antibiotiques provient de l'abus des traitements antibiotiques dans le domaine médical humain. En cas d'infection, les antibiotiques sont souvent prescrits abusivement, parfois à la demande du patient, ou consommés au-delà de la période nécessaire. Il n'en reste pas moins que les pratiques agricoles liées à l'élevage intensif ont également une part de responsabilité croissante. Environ 50 % des antibiotiques consommés dans le monde le sont par l'utilisation thérapeutique ou alimentaire d'antibiotiques dans l'élevage [100]. L'élevage intensif a conduit à l'augmentation de l'utilisation d'antibiotiques, car les maladies des animaux apparaissent beaucoup plus fréquemment et sont très contagieuses à cause de la promiscuité à laquelle sont contraints les animaux d'élevage, qui facilite la propagation des bactéries.

On s'est récemment aperçu, sans en comprendre parfaitement la cause, que l'administration routinière de faibles quantités d'antibiotiques dans l'alimentation animale provoquait une augmentation du poids des animaux, et du coup cette pratique se développe rapidement. Aux États-Unis, hormones et antibiotiques sont utilisés sur 80 % du bétail. Dans nombre de cas, l'utilisation d'hormones synthétiques de croissance, comme l'hormone laitière (BST), fabriquée par manipulations génétiques, provoque une augmentation des infections des mamelles des vaches, et conduit donc à une augmentation des administrations d'antibiotiques. L'administration régulière de faibles quantités d'antibiotiques est malheureusement une recette sûre pour favoriser le développement de bactéries résistantes.

La publication *Eurosurveillance* de novembre 1997 fait part de résultats très inquiétants concernant la résistance des salmonelloses aux antibiotiques. Depuis 1995, une des souches de salmonelles retrouvées fréquemment en pathologie humaine, *Salmonella typhimurium* (DT 104), est caractérisée par une multirésistance aux antibiotiques. En 1995, 94 % des prélèvements humains porteurs de cette bactérie au pays de Galles ou en Angleterre présentaient une résistance à quatre ou cinq des antibiotiques les plus prescrits : ampicilline, chloramphénicol, streptomycine, sulfamides et tétracyclines. Parmi les animaux destinés à l'alimentation humaine, les bovins sont le principal réservoir de la souche DT 104 multirésistante. Mais cette souche est devenue prédominante chez d'autres animaux, dont les volailles, les ovins et les porcins. L'émergence du DT 104 multirésistant est maintenant observée dans d'autres pays européens, dont la France et l'Allemagne [101].

Le Centre national d'études vétérinaires et alimentaires français (CNEVA) a analysé 182 souches de *Salmonella thyphimurium* prélevées chez l'homme et chez l'animal, et résistantes à l'ampicilline. Ces bactéries se sont révélées, dans 80 % des cas, résistantes également aux tétracyclines, aux sulfamides, à la streptomycine et au chloramphénicol [102].

C'est en raison de la possibilité d'apparition de résistance humaine aux antibiotiques à base de glycopeptides que la Commission européenne a décidé d'interdire, en avril 1997, l'utilisation de l'avoparcine, utilisée dans l'alimentation animale et soupçonnée d'accroître la résistance à un antibiotique utilisé en médecine humaine, la vancomycine, qui représente aujourd'hui, comme on l'a vu, le dernier recours contre le staphylocoque doré. La création de réservoirs animaux d'entérocoques résistants aux traitements, c'est-à-dire de populations de bactéries résistantes abritées par les animaux d'élevage, risque de poser des problèmes redoutables aux vétérinaires et aux médecins. C'est pourquoi nombre de biologistes recommandent maintenant une réévaluation urgente de l'utilisation des antibiotiques destinés à l'alimentation animale.

De façon plus générale, devant le danger de perte d'efficacité des antibiotiques actuels, et en l'absence de solution de remplacement, qui risquent de nous faire revenir dans la situation de l'époque pré-antibiotique, les microbiologistes avertissent que la dissémination des gènes de résistance à tous les niveaux doit être stoppée. Les voies de distribution de cette résistance entre les animaux, la nourriture et le consommateur doivent être absolument coupées [100]. Il faut donc éviter de disséminer sur des surfaces considérables des cultures transgéniques portant des gènes de résistance aux antibiotiques.

Les mécanismes de transferts génétiques entre les aliments et les bactéries des systèmes digestifs animaux et humains sont encore trop mal connus pour qu'il soit raisonnable de risquer une pollution génétique, avec des résistances aux antibiotiques insérées dans le patrimoine génétique d'organismes qui seront disséminés dans l'environnement et utilisés dans l'alimentation animale ou humaine. Si les gènes de résistance peuvent être transmis de l'alimentation à des bactéries, ce qui est théoriquement possible (mais n'a été ni démontré, ni infirmé), alors la généralisation de l'alimentation transgénique pourrait devenir une importante source additionnelle de résistance à des antibiotiques importants en thérapie. Certains éléments donnent à penser que la transmission de gènes pourrait effectivement se produire.

Ainsi, une équipe allemande a prouvé que des morceaux d'ADN, aussi longs que des gènes, peuvent survivre à la digestion dans le tractus gastro-intestinal, et qu'on pouvait même les retrouver dans le sang [103]. Par ailleurs, on a montré que des bactéries, dans des situations de stress ou de déficit alimentaire, sont capables de capter des morceaux isolés d'ADN [104]. Enfin, on a vu que des bactéries de familles différentes pouvaient échanger des gènes par transfert horizontal, ce qui a été observé pour des bactéries du tube digestif du poulet ou de la souris [105].

Les deux antibiotiques principaux pour lesquels on insère des gènes de résistance dans les plantes sont l'ampicilline et la kanamycine. La kanamycine n'est pas utilisée cliniquement aujourd'hui, mais elle fait partie de la famille des antibiotiques aminoglycosides, pour laquelle les phénomènes de résistances croisées sont particulièrement importants. On a montré, par exemple, qu'une souche de la bactérie *Bacillus subtilis* génétiquement modifiée pour résister à la kanamycine était également devenue résistante aux antibiotiques amikacine et tobramycine, qui appartiennent à la nouvelle génération des antibiotiques aminoglycosides. Ceux-ci sont particulièrement utilisés dans les infections graves, car, contrairement aux autres antibiotiques, ils n'endommagent pas les membranes cellulaires des bactéries, et évitent ainsi la libération dans l'organisme des toxines bactériennes, phénomène qui peut être dangereux dans les situations d'extrême faiblesse.

Il est donc possible que la consommation d'aliments transgéniques contenant des gènes de résistance aux antibiotiques contribue à l'accroissement des phénomènes de résistance à des antibiotiques utiles. La situation dans le domaine des résistances de germes pathogènes animaux ou humains devient de plus en plus sérieuse. Il ne paraît donc pas acceptable d'autoriser la dissémination d'OGM qui possèdent ces gènes, d'autant plus qu'ils ne sont pas utiles après la sélection des cellules recombinées et qu'il est techniquement possible de les éliminer une fois la sélection opérée.

Des risques imprévisibles

Les manipulations génétiques peuvent induire des changements inattendus dans les processus métaboliques des organismes génétiquement manipulés et provoquer la synthèse de nouvelles protéines ou de nouveaux composés, éventuellement toxiques.

En effet, les techniques de transfert de gènes ne permettent pas aujourd'hui de diriger l'insertion du gène étranger dans une position précise du génome. Or l'impact du gène inséré dépend, comme on l'a vu, du contexte spatial dans l'organisme récepteur : c'est l'effet de position. Le gène peut engendrer des phénomènes différents de ce que laisserait prévoir une simple addition d'éléments isolés. De tels phénomènes ne peuvent être exclus lors de l'introduction de gènes étrangers dans notre alimentation.

On a vu également que la transgenèse induisait vraisemblablement une plus grande instabilité du génome de l'organisme modifié, avec des modifications possibles des protéines synthétisées et des caractères qui leur sont liés. Une modification infime peut avoir de graves conséquences, en particulier si elle réactive par recombinaison génétique des toxines bloquées, comme dans le cas des glucosinolates et de l'acide érucique du colza [106]. Les produits synthétisés par les nouveaux métabolismes peuvent être toxiques lorsqu'ils se retrouvent dans des aliments manipulés ou en quantités non décelables dans des substances produites à partir d'OGM, comme le sucre de betterave transgénique, considéré comme étant strictement identique au sucre de betterave classique.

À cet égard, le cas du tryptophane, qui n'est pas un aliment à proprement parler, est inquiétant. Le tryptophane est un acide aminé essentiel, en vente libre aux États-Unis et au Royaume-Uni comme supplément alimentaire dans le traitement des insomnies et de la dépression. En 1989 est apparue aux États-Unis une nouvelle maladie appelée EMS (syndrome d'éosinophilie myalgique), dont les principales caractéristiques sont une augmentation du nombre d'un certain type de globules blancs, ainsi que de fortes douleurs musculaires. En novembre de la même année, la FDA américaine a émis une mise en garde sur le plan national pour appeler l'opinion publique à cesser de consommer des suppléments nutritifs au tryptophane [107]. À cette date, un tel nombre de personnes avaient été touchées par l'EMS que cela avait provoqué au moins trente-six décès et des milliers de cas d'invalidité, certaines estimations les évaluant à plus de dix mille [108].

Le problème était lié à un lot contaminé de tryptophane fabriqué par la société japonaise Showa Denko, qui utilisait une souche nouvellement modifiée de bactéries *Bacillus amyloliquefaciens* transgéniques. La nouvelle modification était destinée à accroître les concentrations d'un produit intermédiaire, et finalement le rendement de la synthèse du tryptophane. On ignore si les manipulations génétiques ou les changements apportés au procédé de filtration post-production furent responsables de l'introduction de contaminants dangereux dans le tryptophane commercialisé. Aucun agent causal du problème médical n'a encore été identifié, mais, comme le note un article de fond, « toutes les études analytiques ont révélé la faible concentration du contaminant dans le L-tryptophane, ce qui indique que le ou les contaminants en cause devaient être très puissants » [98]. Ainsi, puisque la concentration du contaminant était faible, le L-tryptophane pouvait être considéré comme restant « substantiellement équivalent » après la modification du procédé de fabrication, alors qu'il était manifestement devenu plus mortel...

Il faut bien comprendre que les produits éventuellement toxiques, liés à un changement de métabolisme inattendu à la suite d'une opération de transgenèse, ne seront pas forcément décelés dans le produit alimentaire. Une analyse ne permet de trouver, et éventuellement de mesurer, que ce que l'on recherche et les effets inattendus ne pourront, par définition, être recherchés que lorsqu'ils se seront manifestés. C'est pourquoi on a mis si longtemps à déterminer le prion, l'agent de transmission de la maladie de Creutzfeldt-Jakob dans l'épidémie de « vaches folles ».

Le concept d'« équivalence en substance », utilisé pour caractériser un aliment issu du génie génétique dont la composition est considérée semblable à celle d'un aliment conventionnel, est loin d'offrir une garantie d'innocuité aux consommateurs d'aliments transgéniques. En effet, la viande de bovins atteints de la maladie de la « vache folle » serait « substantiellement équivalente » à une autre. Pis encore, ces termes sont utilisés pour justifier que ne soient pas étiquetés les produits dérivés d'OGM, considérés comme « substantiellement équivalents » aux produits conventionnels, laissant les consommateurs dans l'ignorance du procédé de fabrication de près de 80 % des produits alimentaires transformés.

Les risques pour la santé humaine de ces modifications du métabolisme sont totalement imprévisibles. Les pathologies spécifiques induites à long terme par la consommation d'aliments transgéniques ne sont pas plus imaginables aujourd'hui que ne l'était le lien entre la maladie de Creutzfeldt-Jakob chez de jeunes sujets et la consommation de viande de vaches nourries aux cadavres, dans la trop fameuse épidémie de la « vache folle ».

De la crise de la « vache folle » à la protéine prion

La crise de la « vache folle » est exemplaire des problèmes sanitaires qui risquent de se poser avec la généralisation de la « bouffe Frankenstein », même s'il ne s'agit pas de la même affaire scientifique.

Le développement du génie génétique appliqué à l'alimentation procède de la même logique que celle qui a conduit à nourrir des herbivores avec des carcasses de moutons et de vaches, une logique d'agriculture et d'élevage productivistes qui nie le fonctionnement des écosystèmes pour n'y voir qu'une machine, qui néglige le principe de précaution en ce qui concerne les effets sanitaires à long terme, et utilise des arguments scientifiques douteux pour des raisons de profit.

L'encéphalopathie spongiforme bovine (ESB) fut d'abord identifiée au Royaume-Uni en novembre 1986. En 1997, plus de 168 000 cas avaient été recensés dans les troupeaux anglais, plus de 1,3 million de vaches abattues et toutes les vaches de plus de trente mois devront être tuées dans les prochaines années dans le cadre du programme d'éradication de l'épidémie. Le bœuf britannique a été mis sous embargo par la Communauté européenne, provoquant une perte de 6 milliards de francs par an pour l'industrie bovine anglaise [109].

Il s'agit d'une maladie du cerveau incurable qui affecte le bétail. Les symptômes ne sont identifiables qu'au stade final de la maladie, quand les vaches malades semblent inquiètes, instables sur leurs pattes, plus sensibles au bruit et au toucher et réagissent parfois violemment à la traite. C'est cette attitude étrange qui a popularisé les termes de « maladie de la vache folle » pour cette affection.

L'ESB appartient à un groupe de maladies appelées encéphalopathies spongiformes transmissibles (EST), qui peuvent affecter aussi bien les animaux que les êtres humains. Ce groupe inclut la maladie de Kuru et de Creutzfeldt-Jakob chez les être humains, la « tremblante » du mouton et des variantes chez le vison d'élevage, les daims, les chats et quelques animaux des zoos [110]. Ces maladies sont connues pour se transmettre au sein de la même espèce au travers de matériel infecté. Par exemple, la maladie de Kuru a été découverte en Papouasie-Nouvelle-Guinée dans les années cinquante et était transmise aux femmes et aux enfants par la consommation, lors de cérémonies anthropophages, des cerveaux infectés de leurs ancêtres décédés.

Le diagnostic définitif de l'ESB ne peut se faire qu'après un examen *post mortem* du cerveau de l'animal, qui prend une apparence spongieuse, d'où le nom de spongiforme pour qualifier ces affections. La période d'incubation de la maladie peut varier de vingt mois à plus de huit ans [110].

Pendant les dix ans qui ont suivi la découverte de l'ESB, les autorités réglementaires, soucieuses de préserver les intérêts de la filière bovine, ont argué des incertitudes scientifiques pour nier les risques sanitaires des pratiques intensives d'élevage et de la consommation de viande. Elles ont également nié la possible relation entre l'épidémie d'ESB et

les apparitions d'une nouvelle variante de la m:
Creutzfeldt-Jakob, qui touchait des sujets jeunes,
ment à la maladie de Creutzfeldt-Jakob class
n'affecte que les sujets âgés.

Tout laisse à penser que l'ESB provient de l'alimentation des vaches avec des aliments protéiques contenant des restes de moutons infectés par la tremblante. Ces restes étaient collectés dans les abattoirs, amalgamés et incorporés en tant que supplément alimentaire protéiné dans les rations alimentaires du bétail. L'augmentation dramatique du nombre de cas après les premières années de l'utilisation de ces produits est sans doute due au recyclage de restes de bovins, qui sont introduits dans les suppléments alimentaires du bétail. De cette façon, la souche adaptée au bétail était introduite directement dans son alimentation, et non plus seulement la souche responsable de la tremblante du mouton.

Simultanément, la recherche d'une compétitivité accrue dans la filière bovine conduisait l'industrie de la transformation des cadavres animaux à introduire de nouveaux procédés, requérant des températures de traitement plus basses, et créant par là même des conditions permettant à la protéine infectieuse de survivre.

Le risque du passage de l'ESB du bétail à l'homme a été évalué en fonction de ce que l'on connaissait de la tremblante du mouton. Personne n'avait été affecté en mangeant du mouton, et l'on en a imprudemment déduit que l'agent de l'ESB ne pouvait franchir la barrière des espèces et passer à l'homme. On ne s'expliquait pas comment l'agent de la tremblante du mouton avait pu se transmettre au bétail, mais on supposait qu'il ne continuerait pas sa progression le long de la chaîne alimentaire [111]. En 1989, le groupe de travail du gouvernement anglais sur l'ESB concluait qu'il était probable que le bétail était l'hôte final (« sans issue », écrivent les Anglais) de la maladie et très peu probable que l'ESB ait quelque implication que ce soit pour la santé humaine [112].

En 1990, un certain nombre de mesures avaient cependant commencé à être mises en œuvre pour tenter de réduire l'épidémie. En particulier, le gouvernement anglais avait interdit l'utilisation des tissus particulièrement infectieux (cerveau, moelle épinière, intestins, thymus, rate) dans l'alimentation du bétail. Des restes de moutons et d'autres tissus étaient cependant toujours autorisés. Les autorités, ayant « décidé » que le bétail était l'hôte final de la maladie, pensaient qu'il suffirait de peu de temps pour résorber la maladie en coupant le cycle de l'infection au niveau de l'alimentation du bétail. Malgré les premiers doutes scientifiques sur un lien entre l'ESB et la maladie de Creutzfeldt-Jakob, le gouvernement anglais, par la voix de son ministre de l'Agriculture de l'époque, John Gummer, déclarait : « Nous pouvons affirmer avec confiance que la viande de bœuf peut être mangée avec sécurité par tous, adultes et enfants » [113]. Dans un ultime effort pour convaincre le public à continuer de manger de la viande de bœuf, celui-ci avait d'ailleurs posé avec sa fille de quatre ans mangeant un hamburger.

Cependant, dans les années suivantes, les travaux de recherche, s'appuyant largement sur des travaux antérieurs relatifs aux maladies de ce groupe et restés un peu en sommeil, commencèrent à ébranler la vision officielle de la maladie. En 1982, le scientifique américain Stanley Prusiner avait suggéré que la maladie de Kuru était causée par une protéine infectieuse qu'il appela prion (protéine PrP). Comme un virus, cette protéine serait capable de se répliquer et de se multiplier, mais d'une façon entièrement nouvelle, puisque vraisemblablement sans ADN. Plus tard, on s'est aperçu que le prion était la forme anormale d'une protéine présente dans les cellules saines. Les prions semblent agir comme modèle qui convertit les protéines prions normales en tueuses. De plus, Prusiner a aussi montré que l'agent de la tremblante pouvait changer ses propriétés lorsqu'il était transmis d'une espèce à l'autre [114]. Depuis, l'importance de ses travaux a été reconnue par la communauté internationale, puisque Prusiner a obtenu le prix Nobel de médecine en 1997.

Cela aurait dû attirer l'attention des autorités européennes et anglaises, d'autant plus que l'ESB venait d'être identifiée chez des chats et des animaux de zoos, mais celles-ci continuaient à déclarer imperturbablement : « Nous sommes inquiets que d'autres animaux aient été victimes de la maladie, mais cela ne signifie pas qu'il y ait un risque quelconque pour l'homme » [115].

Ce n'est pourtant qu'en mars 1996 que le ministre britannique de la Santé annonçait que l'ESB était la cause vraisemblable d'une nouvelle variante de la maladie de Creutzfeldt-Jakob, une maladie neurologique fatale pour l'être humain, confirmant ainsi les craintes que l'ESB du bétail pouvait être transmise à l'homme par la consommation de bœuf infecté. Malgré les assurances antérieures que le risque pour l'homme de la consommation de bœuf était infiniment faible, il apparaît aujourd'hui que celle-ci est la cause la plus probable des seize décès dus à la variante de Creutzfeldt-Jakob au Royaume-Uni et des quelques décès dans les autres pays européens, dont la France. Le nombre de victimes futures de cette épidémie est incertain, et les estimations varient de quelques milliers à plus d'un million [110].

La crise de l'ESB démontre une fois encore la nécessité du principe de précaution dans la formulation de politiques publiques dans les domaines où la connaissance scientifique est incomplète. Depuis le début de l'ESB, il y a eu des incertitudes importantes sur son impact sur la santé humaine, et il en reste de considérables. En l'absence de certitude scientifique, une application plus large du principe de précaution eût permis de minimiser l'importance et les effets de l'épidémie.

La science n'a jamais écarté complètement la possibilité de transmission de l'ESB à l'homme. Lorsque les scientifiques déclaraient qu'« il n'y a pas aujourd'hui de preuve » de transmission de l'ESB à l'être humain, les décideurs traduisaient par risque « infiniment faible », voire « risque zéro ». L'évolution des connaissances relatives à l'ESB devrait profiter à d'autres domaines où règne l'incertitude scientifique, en particulier dans le domaine des OGM, car les manipulations génétiques et les cultures génétiquement modifiées posent des questions similaires à celles posées par l'ESB.

Le lien entre l'ESB et la maladie de Creutzfeldt-Jakob a mis longtemps à se manifester et n'a pu être établi qu'après une surveillance active. Les conséquences de l'alimentation transgénique pourraient mettre encore plus de temps à apparaître, mais les effets des OGM pourraient être sérieux et irréversibles sur la nature, l'animal et l'homme. Il reste une incertitude scientifique considérable à ce propos.

Tout au long de la crise de l'ESB, les scientifiques ont recommandé des mesures de sécurité, comme une surveillance accrue dans les abattoirs. Cependant, dans leur ignorance relative des conditions quotidiennes dans la filière industrielle bovine, ils n'ont pas pu prendre la mesure de la façon dont les procédés industriels, confortés par des incitations économiques à la fraude, pouvaient rendre vaine toute mesure de précaution. Les recommandations des scientifiques étaient ainsi annihilées par les pratiques industrielles, qu'ils connaissaient peu, et par les intérêts commerciaux, qu'ils n'avaient pas pris en compte. De tels risques ne sont pas à écarter avec les produits issus du génie génétique, en particulier lorsqu'il n'est pas établi que le processus de transformation désactive effectivement le matériel génétique dans le produit alimentaire final [111].

Les premières hypothèses sur l'ESB étaient tirées de la connaissance que l'on avait de la tremblante du mouton et elles se sont révélées incorrectes. Le même genre d'hypothèses est aujourd'hui mis en avant à propos de la sécurité des plantes et des aliments transgéniques. La notion d'« équivalence substantielle », fondée sur l'idée que les organismes existants peuvent servir comme base de comparaison, est le critère utilisé pour juger si un aliment est sûr. Cette approche, appliquée à l'ESB, n'aurait jamais pu reconnaître le prion dans les suppléments alimentaires composés de carcasses que l'on donnait aux vaches, ni faire de différence entre les vaches infectées et les autres.

Le manque de connaissances concernant le comportement et les impacts à long terme des organismes génétiquement modifiés montre que les évaluations actuelles des risques ne peuvent se fonder sur des démonstrations quantitatives concluantes. Malgré ces incertitudes, les autorisations de culture et de mise sur le marché d'OGM en Europe et ailleurs se banalisent. Comme pour l'ESB, les autorités réglementaires ont tendance à assimiler l'absence de preuve de risque avec l'absence de risque tout court. Depuis l'épidémie de la « vache folle », nous savons que cela est faux et pourrait se révéler dangereux. Il ne faut pas qu'à la vache folle succèdent des végétaux fous !

10

Menaces sur la sécurité alimentaire mondiale

Le génie génétique appliqué à l'agriculture, qui permet de modifier les caractéristiques de cultures pour augmenter leur résistance à des herbicides ou à des parasites, pour améliorer leur valeur nutritionnelle ou leur longévité sur les étals, est vendu comme la solution à la faim dans le monde. On entrevoit même des plantes résistantes à la sécheresse ou au froid, fixatrices d'azote ou présentant de meilleurs rendements.

L'agriculture génétique au secours du tiers monde ?

Les arguments humanitaires des promoteurs de la biotechnologie accompagnent l'arrivée des produits génétiquement modifiés dans les supermarchés des pays riches, introduits malgré l'opposition massive des consommateurs. Ils ont l'aura d'une noble obligation, qui, tout en culpabilisant les récalcitrants, représente en réalité une source potentielle de bénéfices énormes pour les multinationales de l'agrochimie et de la semence. La réalité semble malheureusement un peu différente lorsqu'on constate, par exemple, l'importance des recherches sur les plantes résistantes aux herbicides destinées à l'alimentation animale pour les tables des pays riches, et qui permettront aux multinationales de l'agrochimie de vendre plus massivement leurs produits. Il est question ici d'une logique commerciale facile à comprendre, mais non d'un effort altruiste pour soulager ceux qui souffrent de la faim dans le monde.

De plus, l'expérience de la « révolution verte » nous enseigne que ce n'est pas d'une révolution technique que viendra la victoire sur la malnutrition. Tout au contraire, la complexité des techniques mises en œuvre, leur degré de technicité et leur coût ne peuvent qu'accélérer la marginalisation des petits agriculteurs du monde entier.

Chaque élévation du degré de complexité des pratiques agricoles, avec la libéralisation mondiale des échanges, a provoqué des phénomènes de concentration de la production agricole, par lesquels les plus gros et les plus « modernes » des agriculteurs ont absorbé les exploitations plus petites, envoyant des millions de ruraux grossir les mégalopoles dans des conditions souvent désastreuses.

La production agricole mondiale a augmenté de façon spectaculaire au cours des cinquante dernières années, grâce aux espèces à haut rendement de la « révolution verte ». L'impact écologique de ces monocultures à base de fertilisants, pesticides, irrigation et mécanisation est aujourd'hui considérable et menace gravement la sécurité alimentaire. Des quantités immenses de sol cultivable sont perdues chaque année, par érosion, salinisation ou pollution. Entre 1981 et 1991, la surface agricole mondiale a diminué de 7 %. Les pressions accrues sur les terres agricoles conduisent à la marginalisation d'un nombre croissant de petits agriculteurs.

Les cultures transgéniques sont développées à partir des variétés à haut rendement de la « révolution verte », et risquent d'aggraver encore le problème de l'insécurité alimentaire, par le biais d'une technicité accrue, d'une augmentation des quantités d'herbicides totaux épandues, et d'une concentration encore plus grande des fournisseurs de semences et d'intrants. Elles sont promues par les mêmes sociétés agrochimiques à l'origine des pollutions agricoles que nous pourrions réduire, disent-elles, grâce à l'utilisation des OGM.

Dans l'élevage également, les recherches en génie génétique visent à promouvoir l'élevage intensif. Des pertes considérables sont causées par diverses maladies dans les élevages et le mode d'élevage intensif ne fait évidemment qu'accentuer ce phénomène naturel. Traditionnellement, la lutte contre les maladies est conduite par divers moyens complémentaires : hygiène, éradication, sélection des animaux naturellement résistants et vaccination.

Le génie génétique fait croire qu'il apporte des solutions nouvelles à ces problèmes. Par exemple, on a déterminé un gène responsable de la grippe porcine et on l'a transféré à des porcs qui se sont trouvés effectivement résistants à la maladie [5]. On encourage par ces recherches le développement de l'élevage intensif, dont les nuisances écologiques et les impacts sanitaires sont de plus en plus mal acceptés par la collectivité, comme le montrent par exemple les réactions aux problèmes posés par les excès de lisiers de porcs en Bretagne, les antibiotiques délivrés aux poulets, les compléments protéiques qui ont rendu les vaches « folles ».

La sécurité alimentaire à long terme ne repose pas sur l'intensification à tout prix de l'agriculture, mais sur la diversité biologique. Les communautés écologiques diversifiées sont plus résistantes à la sécheresse ou à d'autres déséquilibres écologiques qui provoquent des variations de populations d'espèces individuelles. Ces principes de diversité et de stabilité sont également utilisés dans les systèmes traditionnels d'agriculture. Une profusion de variétés et de races locales sont cultivées en raison de leur meilleure adaptation aux conditions écologiques locales et parce qu'elles offrent une plus grande gamme de résistances à diverses maladies et parasites.

La révolution agricole et les monocultures associées portent un coup fatal à cette biodiversité si nécessaire à la sécurité alimentaire. Les variétés transgéniques, dernier avatar des contraintes de la compétitivité mondiale sur le monde agricole, ne pourront qu'accélérer l'abandon des espèces plus rustiques et moins compétitives. Selon la FAO (Food and Agriculture Organization), en l'an 2000 le monde aura perdu 95 % de la diversité génétique utilisée en agriculture au début de ce siècle.

L'humanité ne dépend plus que de quelques plantes pour son alimentation. Les statistiques de production de la FAO montrent que dix-neuf plantes représentent 79 % de la production mondiale, dont neuf seulement comptent pour 66 % et trois (le blé, le riz et le maïs) pour près de la moitié (41 %). L'absence de diversité génétique peut rendre une culture vulnérable aux épidémies de ravageurs et de maladies, car ceux-ci peuvent se disséminer rapidement sur de vastes zones lorsque les paysans cultivent tous la même variété. Les conséquences peuvent se révéler catastrophiques pour les populations qui en dépendent. Les exemples sont nombreux !

Ainsi, l'épidémie de mildiou de la pomme de terre survenue en 1845 en Irlande a anéanti la production des pommes de terre irlandaises, qui, provenant d'un petit nombre d'introductions, avaient une très grande uniformité génétique. On estime qu'un million d'habitants sont morts de faim et que 1,5 million ont quitté le pays. En 1943 en Inde, l'helminthosporiose, aggravée par un typhon, a détruit les cultures de riz et provoqué la « grande famine du Bengale ». En 1953 et 1954, la rouille noire du blé a détruit la plupart des récoltes de blé dur aux États-Unis. Pendant l'été 1970, l'helminthosporiose a envahi les champs de maïs américains à la vitesse de 80 kilomètres par jour. La maladie a tué les plantes de maïs sélectionnées qui possédaient le caractère génétique « Texas », réduisant la récolte aux États-Unis d'environ 15 % [116].

Le problème aujourd'hui n'est pas la production alimentaire, suffisante pour nourrir raisonnablement l'ensemble de la planète, mais sa distribution parmi les populations les plus nécessiteuses. Malgré les prix alimentaires les plus bas jamais enregistrés, près de neuf cents millions de personnes souffrent de la faim et quatre-vingt-deux pays, dont la moitié en Afrique, ne produisent pas assez pour leur population et n'ont pas les ressources pour importer. Aux États-Unis, première puissance exportatrice mondiale de produits agricoles et avocat principal de l'agriculture génétique, trente millions de personnes se couchent chaque soir le ventre vide [61].

L'élimination de la faim dans le monde ne passe pas par une augmentation de la production par des moyens techniques de plus en plus sophistiqués et coûteux, potentiellement dangereux pour l'environnement, mais par des réformes sociales et un engagement politique sans ambiguïté, bien plus inconfortable pour nos sociétés nanties. Elle exige une distribution plus équitable des ressources de notre planète, à commencer par des réformes agraires qui permettent l'accès aux terres de populations asservies dans nombre de pays. Mais il est plus facile de proposer des astuces technologiques que de remettre en cause le modèle d'agriculture et de société qui conduit à exclure des circuits alimentaires des millions d'habitants.

Des conséquences catastrophiques pour les agriculteurs du Sud

Presque toute la recherche en génie génétique est effectuée par les multinationales du Nord et adaptée aux conditions de production des pays industriels. Les thèmes de recherche portent en grande majorité sur des gains de productivité dans des systèmes de production agricole hautement sophistiqués et sur des cultures utilisées dans l'alimentation des citoyens du Nord. Une partie non négligeable des recherches a porté par exemple sur la résistance à des herbicides.

De plus, les caractères que l'on pourrait penser plus utiles sur le plan de la sécurité alimentaire, comme la résistance à la sécheresse, la fixation d'azote ou des rendements accrus, sont beaucoup plus complexes à qualifier génétiquement, car ils résultent vraisemblablement des actions coordonnées de plusieurs gènes et de l'influence de l'environnement. Les éventuelles transformations génétiques qui amélioreraient des plantes sur ces aspects sont encore très lointaines, si tant est qu'elles soient possibles. De plus, elles ne nécessitent pas aujourd'hui la commercialisation et la culture à grande échelle d'espèces dangereuses, qui ont pour objectif d'enrichir une poignée de multinationales.

Les pays du Sud semblent peu préparés et, surtout, manquent des capacités scientifiques, techniques et économiques pour s'approprier la technologie du génie génétique et la développer en fonction de leurs besoins. Quant aux autres aspects de la recherche en génie génétique pour l'agriculture, contrairement aux promesses d'une sécurité alimentaire accrue pour les pays en développement, ils sont souvent orientés vers des possibilités de transfert de ressources importantes des pays pauvres vers les usines agroalimentaires des pays du Nord. De nombreux laboratoires préparent des arômes de vanille ou de cacao, qui seraient fabriqués par des plantes des pays tempérés.

L'exemple le plus criant, le sucre, illustre le rôle des pays en voie de développement dans les technologies de production. Le premier choc pour les pays producteurs de sucre vint avec l'accroissement considérable de la production de sucre à partir de betteraves à sucre, principalement en Europe. Vers le milieu des années soixante-dix, l'Europe s'est convertie d'importateur net de sucre en exportateur sur les marchés mondiaux, provoquant une surproduction et une baisse considérable des prix du sucre.

Aujourd'hui, les recherches en biotechnologie portent sur l'amélioration des rendements de la canne à sucre, ce qui pourrait être une bonne nouvelle pour les pays producteurs, mais risque de provoquer une nouvelle baisse des prix. Par ailleurs, la recherche porte également sur l'« amélioration » de la betterave sucrière, avec le développement d'espèces transgéniques tolérantes aux herbicides.

Mais le plus grand danger vient sans doute des substances sucrantes, qui peuvent être extraites d'autres plantes ou fabriquées entièrement en laboratoire, à l'aide de micro-organismes génétiquement modifiés. Une de ces substances particulièrement importante est le sirop de maïs à teneur élevée en fructose (HFCS, *High Fructose Corn Syrup*), qui est extrait du maïs par une technique enzymatique et transformé pour être interchangeable avec du sucre. Depuis 1978, le HFCS remplace progressivement le sucre sur les deux marchés principaux d'exportation, les États-Unis et le Japon. Plus de trente sociétés de rafraîchissements aux États-Unis, dont Coca Cola, Pepsi Cola, Seven Up, Sunkist, sont passées du sucre au HFCS et les importations américaines de sucre ont chuté de 4,6 à 2,5 millions de tonnes entre 1978 et 1985 [117].

Le HFCS n'est cependant pas la seule menace sur le marché du sucre. D'autres substances sucrantes peuvent être produites biotechnologiquement dans des usines, sans utiliser un hectare de terre agricole, comme l'aspartame, deux cents fois plus sucrant que le sucre, produit par une succursale du groupe Monsanto, pour laquelle ce produit représentait déjà en 1984 un marché de plus d'un milliard de dollars [118], ou l'Acefulsame-k, cent trente fois plus sucrant, produit par Hoechst. On se prépare maintenant à la production industrielle de thaumatine. Après avoir établi des plantations de l'arbre *Thaumatococcus daniellii* au Libéria, au Ghana et en Malaisie, le géant anglais du sucre Tate & Lyle et la société anglo-néerlandaise Unilever ont trouvé les moyens de la produire en laboratoire. Le système de plantations dans le tiers monde n'a représenté qu'une phase de transition, le temps que les sociétés soient capables de produire la matière première dans leur pays grâce aux cultures de tissus.

La perte des marchés d'exportation représente une réelle catastrophe pour certains pays en développement fortement dépendants des exportations de sucre. Les conséquences pour des millions de petits paysans et de travailleurs agricoles sont dramatiquement illustrées par le cas des Philippines, dont les revenus de l'exportation du sucre ont brutalement chuté de 624 millions de dollars en 1980 à 250 millions en 1985. Le gouvernement a été contraint de réduire la production annuelle de 2,4 à 1,6 million de tonnes. De grandes plantations sont massivement passées à d'autres cultures, souvent moins exigeantes en main-d'œuvre, qui ont fait perdre leur travail à un demi-million de travailleurs agricoles. Les changements de cultures ne pouvaient être effectués que par les grands propriétaires, en raison de l'importance des investissements nécessaires, hors de portée des petits paysans dont les terres ont été peu à peu négligées, aggravant leur appauvrissement. On estime que le niveau de vie des Philippines, dont une bonne partie de la population vit des revenus de l'activité agricole, a baissé de 20 % pendant ces quatre années [119]. On ne peut qu'être inquiet des impacts potentiels de la production biotechnologique de la thaumatine et d'autres édulcorants artificiels pour des millions de paysans du Sud.

Le génie génétique augmente également l'interchangeabilité potentielle des cultures pour la production de matière première entrant dans la fabrication d'aliments industriels (huile végétale de soja et colza, par exemple) ou d'autres applications industrielles. Des produits finaux plus ou moins similaires peuvent être obtenus à partir de différentes cultures grâce au génie génétique. Le HFCS, par exemple, entre en compétition non seulement avec le sucre de canne ou de betterave, mais peut également, en principe, être produit à partir de blé, de pomme de terre ou de manioc.

La situation est similaire au niveau du marché mondial des protéines, d'amidon et de matières grasses, dont les sources deviennent de plus en plus interchangeables. La production alimentaire ressemble de façon croissante à une usine d'assemblage. Les plantes cultivées en tant que telles ne sont plus la matière première, ce sont les produits qu'elles contiennent qui sont importants et que l'on peut faire fabriquer par différentes plantes grâce au génie génétique. Dorénavant, les pêcheurs péruviens pour la farine de poisson, les producteurs de soja brésiliens et les usines des multinationales de l'agrochimie sont en compétition sur le marché mondial des protéines [119].

L'interchangeabilité des produits signifie également l'interchangeabilité des producteurs. Les utilisateurs des matières premières, en particulier l'industrie agroalimentaire, pourront ainsi choisir leurs sources d'approvisionnement en fonction des cours des marchés, des progrès technologiques ou de la stabilité politique de la région de culture. Cela provoquera très probablement des baisses des prix des matières premières et un affaiblissement des positions de négociation des producteurs sur les prix.

Les victimes économiques en seront vraisemblablement les agriculteurs, de plus en plus réduits à l'état de « moléculeurs », fabricants de molécules en fonction des demandes du marché. Simples fournisseurs de matières premières, ils risquent de perdre tout pouvoir économique au sein des filières. Ce mouvement, accompagné de la concentration des producteurs d'intrants agrochimiques et de semences (conçus pour aller ensemble), va coincer les agriculteurs entre des quasi-monopoles de fournisseurs, capables d'imposer leur prix, et des acheteurs capables de faire baisser les prix en jouant du choix élargi des matières premières potentielles pour leurs produits.

11

Quelle réglementation pour les OGM ?

Les premières mesures de sécurité encadrant le domaine des manipulations génétiques datent de l'année 1975, avec la création aux États-Unis du RAC (Recombinant DNA Advisory Committee), en raison de l'inquiétude des premiers biologistes moléculaires capables de manipuler des morceaux d'ADN et de créer les premières ébauches de chimères transgéniques. Il a permis à la recherche en génétique moléculaire de reprendre, après le moratoire que les scientifiques eux-mêmes s'étaient imposé dans le domaine du génie génétique (voir *supra*, chapitre 2). Le potentiel économique de cette révolution génétique justifiait la nécessité impérieuse de ne pas ralentir la recherche sur la transgenèse. Il était préférable d'instaurer le plus rapidement un certain encadrement réglementaire afin de continuer les recherches. L'utilisation confinée des organismes génétiquement modifiés pouvait reprendre, avec la création d'une multitude de petites entreprises de capital-risque s'engouffrant dans le secteur prometteur du génie génétique.

L'heureuse absence d'accident grave dans le secteur a progressivement redonné confiance aux expérimentateurs et aux autorités réglementaires et leur a procuré la sensation confortable de la banalisation de leurs travaux, les conduisant à minimiser les risques potentiels de leurs activités et à ressentir les mesures de précaution comme exagérées, voire abusives.

C'est ainsi que le passage des expérimentations génétiques des micro-organismes aux autres organismes (plantes, animaux) et les premières disséminations dans l'environnement, au lieu de l'utilisation confinée, n'a pas provoqué d'inquiétude majeure chez les scientifiques et les législateurs. Il n'y a pas eu de seconde conférence d'Asilomar, alors que le changement d'échelle entre les expériences en laboratoire et les disséminations dans l'environnement était considérable. Poussés par les grandes sociétés à l'avant-garde de la recherche et prêtes à commercialiser leurs premiers produits transgéniques, les chercheurs n'ont en général pas voulu ou pas pu prendre le recul suffisant par rapport à l'objet de leur recherche. Les autorités réglementaires n'ont pas voulu, en imposant des contraintes au développement du génie génétique, courir le risque d'entraver l'essor d'un nouveau domaine technologique qui faisait miroiter la perspective de revenus colossaux grâce à ses applications potentielles dans les secteurs de la médecine et de l'agroalimentaire.

Aux États-Unis : une réglementation minimale

Les États-Unis sont un pays généralement très favorable au développement des nouvelles technologies, et le génie génétique ne fait pas exception à la bienveillance des autorités réglementaires. Il est même regardé comme une des composantes principales du développement économique du siècle prochain, et il leur paraît important de n'imposer que le minimum de contraintes à ce secteur.

C'est pourquoi le génie génétique ne fait pas l'objet d'une réglementation spécifique avec ses règles propres liées au caractère inédit de cette nouvelle technologie, depuis le laboratoire jusqu'à l'assiette du consommateur. Selon les autorités réglementaires américaines, la transgenèse n'a pas à être distinguée des autres techniques de production agricole ou alimentaire. Les produits dérivés des plantes ou d'autres organismes transgéniques sont considérés comme les autres, si leurs caractéristiques sont jugées suffisamment semblables. C'est le produit, et non le mode de production, qui importe. L'alimentation transgénique ne doit donc pas faire *a priori* l'objet d'une législation particulière, mais plutôt adapter la réglementation existante à ses caractéristiques.

La réglementation du génie génétique est en conséquence à la fois minimale et très complexe. Trois agences fédérales différentes sont chargées de réglementer les produits biotechnologiques, sous forme d'une variété de dispositions plus ou moins adaptées de leurs statuts. Ceux-ci avaient été originellement conçus, bien avant que les produits du génie génétique n'aient été même imaginés, pour réglementer d'autres types de produits. Ces trois agences fédérales sont l'USDA (US Department of Agriculture, département américain de l'Agriculture), l'EPA (Environmental Protection Agency, Agence pour la protection de l'environnement) et la FDA (Food and Drug Administration, Agence pour l'alimentation et les médicaments).

L'US Department of Agriculture

Le département américain de l'Agriculture évalue les produits génétiquement modifiés sous différentes dispositions : le *Plant Pest Act* (texte de loi concernant les ravageurs des plantes) pour les plantes transgéniques ; le *Virus, Serum and Toxin Act* (concernant les virus et les toxines) pour les vaccins animaux ; différentes autorités d'inspection de la viande pour la volaille et le bétail génétiquement modifiés.

Dans aucune de ces réglementations, la nature spécifiquement transgénique du produit n'est prise en compte. Les évaluations sur la sécurité des produits sont les mêmes que pour tout nouveau produit réglementé par cette agence, qui relève d'une de ces catégories. Par exemple, selon le *Plant Pest Act*, l'USDA donne des autorisations sous la forme relativement confuse de « déterminations » spécifiant que les produits ne sont pas des ravageurs et ne nécessitent pas de contrôle supplémentaire. Ces déterminations sont accompagnées d'évaluations environnementales effectuées en vertu du *National Environmental Policy Act*.

C'est ainsi que dans le cadre du *Plant Pest Act*, l'USDA a permis des milliers d'essais en plein champ et accordé plus de vingt autorisations de disséminations commerciales, qui comprennent des versions génétiquement modifiées de la plupart des grandes cultures (*commodities*), comme le coton, le maïs, le soja et plusieurs espèces de fruits et légumes, comme les pommes de terre, les tomates et les courges.

L'*Environmental Protection Agency*

Les problèmes écologiques liés à l'utilisation de plantes ou d'animaux transgéniques sont du ressort de l'Agence de protection de l'environnement (EPA), bien qu'il existe une zone de confusion entre les missions du *Plant Pest Act* de l'USDA et celles de l'EPA. Avec le même souci de ne pas entraver le développement d'une technologie dont les États-Unis sont les champions mondiaux, l'EPA ne considère pas que les disséminations de plantes transgéniques posent des problèmes d'une autre nature qu'une activité agricole classique.

Deux dispositions réglementaires peuvent encadrer les activités liées au génie génétique par le biais de l'EPA : les pesticides microbiens et certaines cultures génétiquement manipulées sont régis par le FIFRA (*Federal Insecticide Fungicide, and Rodenticide Act*, texte de loi concernant les insecticides, fongicides et rodonticides) ; les produits microbiens non alimentaires et non pesticides par le TSCA (*Toxic Substances Control Act*, texte de loi concernant le contrôle des substances toxiques).

Les organismes réglementés par le FIFRA sont sujets à des études d'impact, à la suite desquelles l'EPA peut exiger de nouvelles études sur les effets possibles sur l'environnement et la santé. Le FIFRA encadre, par exemple, les plantes Bt résistantes aux insectes ou les pesticides microbiens. Son indulgence et sa bienveillance implicite à l'égard des plantes transgéniques lorsqu'elle a accordé des autorisations de disséminations ont été critiquées par des associations de scientifiques, comme l'Union of Concerned Scientists [120]. Néanmoins, c'est l'EPA qui a refusé l'autorisation de la poursuite des disséminations de coton résistant au bromoxynil, un insecticide soupçonné de favoriser le cancer, que réclamaient Calgene et Rhône-Poulenc.

Les dispositions légales du TSCA sont encore plus libérales que celle du FIFRA. Elles n'exigent qu'une simple notification de quatre-vingt-dix jours avant le début de la fabrication, et les mécanismes requis des producteurs en ce qui concerne les analyses de risques sont plus succincts. Pourtant, le TSCA a la responsabilité des disséminations de micro-organismes génétiquement manipulés destinés, par exemple, à la dépollution des sols.

La Food and Drug Administration

La toute-puissante agence de l'alimentation et des médicaments américaine (FDA), qui a servi de modèle au projet de loi avorté sur une agence française de sécurité sanitaire unique pour l'alimentation et les produits de santé, a autorité de réglementation sur tous les produits alimentaires génétiquement manipulés par le *Food, Drug and Cosmetic Act* (texte de loi concernant l'alimentation, les médicaments et les cosmétiques). La réglementation américaine se fonde sur les caractéristiques de l'aliment produit, et non sur la façon dont il est produit, et la FDA n'a pas imposé de contraintes réglementaires spécifiques sur les produits alimentaires issus d'OGM. Elle a simplement développé une ligne politique, des recommandations en quelque sorte, qui ne concerne de plus que les plantes cultivées, et non les produits dérivés, lesquels ne sont sujets qu'aux analyses classiques requises par la FDA pour tout nouvel aliment.

Selon la politique actuelle de la FDA, la plupart des cultures génétiquement modifiées ne doivent pas être soumises à des réglementations spécifiques. L'agence organise un programme fondé sur le volontariat des entreprises, selon lequel celles qui développent des cultures transgéniques sont invitées à consulter l'agence pour confirmer le statut réglementaire de leurs produits. Ces sociétés ne sont même pas obligées de conduire des expériences standards de sécurité sur leurs produits. Elles peuvent se contenter de ne fournir que les résumés de leurs études à la FDA, qui dès lors est incapable de publier des conclusions étayées sur la sécurité individuelle des aliments génétiquement manipulés. La FDA a conduit des consultations sur le soja, les tomates et les courges génétiquement manipulés.

Comme la FDA ne considère pas l'alimentation génétiquement modifiée différemment de l'alimentation conventionnelle, elle n'exige pas qu'elle soit séparée ni, en conséquence, étiquetée comme telle. En dépit des incertitudes sur les effets sanitaires à long terme d'une alimentation de plus en plus transgénique, la FDA prive les consommateurs du choix d'éviter les aliments transgéniques. Bien au contraire, en permettant le mélange des cultures transgéniques et conventionnelles, en appuyant les mouvements d'opposition aux étiquetages « sans OGM », considérant qu'ils donnent une image négative aux produits transgéniques, la FDA ignore les préoccupations de traçabilité des produits alimentaires, pourtant nécessaires en cas d'accident, comme nous l'avons appris avec l'épidémie de « vache folle ».

Dans l'ensemble, les animaux génétiquement manipulés autres que la volaille et le bétail ne tombent sous aucune de ces réglementations. Un exemple frappant en est le poisson génétiquement manipulé, qui n'est concerné par aucun texte réglementaire. La FDA pourrait décider de réglementer les poissons transgéniques en tant que *animal drugs* (médicaments animaux), mais aucune politique n'a été officiellement annoncée à cet égard.

Ce cadre réglementaire très laxiste a permis que le nombre d'essais et de disséminations à titre commercial soit plus important aux États-Unis que partout ailleurs dans le monde. La chance de n'avoir pas encore connu d'accident écologique ou sanitaire grave pendant les premières années d'essais en plein champ a incité les agences fédérales américaines à assouplir encore leur réglementation applicable aux OGM.

En 1993, la possibilité de simple notification, destinée à faciliter les essais de plantes transgéniques, en lieu et place du permis exigé auparavant par l'USDA, a été introduite aux États-Unis. Cette déréglementation a eu des effets spectaculaires, comme le montre l'augmentation du nombre des essais, mais surtout la proportion des essais ne nécessitant qu'une simple notification par rapport à ceux nécessitant un permis. Dès la première année, 36 % des essais ont été effectués selon ce système. Pour les deux premiers mois de 1995, 97 % des essais étaient effectués selon la procédure de notification. La demande de permis pour des essais devient quasi obsolète [7] !

En Europe : des règlements confus

Au niveau européen, les applications du génie génétique sont spécifiquement abordées par deux directives européennes de 1990, mais sont également concernées, suivant les cas, par d'autres réglementations européennes, comme par exemple le règlement (CE) 285/97, qui concerne l'étiquetage des produits issus de manipulations génétiques.

La directive européenne 90/219 traite de l'utilisation confinée d'OGM, c'est-à-dire qu'elle porte sur les utilisations en laboratoire ou dans l'industrie, dans des conditions d'isolement du milieu extérieur. C'est le cas par exemple de la fabrication de produits pharmaceutiques, tels que l'insuline, par l'utilisation de bactéries génétiquement modifiées dans des fermenteurs. Il est clair cependant que les rejets éventuels, accidentels ou routiniers, de micro-organismes transgéniques dans l'environnement représentent des disséminations dans l'environnement.

Le contrôle de la dissémination d'OGM : procédures antidémocratiques

Les disséminations volontaires d'OGM dans l'environnement sont traitées par la directive européenne 90/220, quels que soient la nature de l'OGM disséminé dans l'environnement et le but de la dissémination. Elle concerne donc à la fois les disséminations en plein champ au titre de la recherche et les cultures à grande échelle en vue de la commercialisation. Son objectif est de fixer un cadre commun concernant l'évaluation de la sécurité du génie génétique et d'éviter les distorsions entre États, qui pourraient nuire à l'essor de cette technologie.

Cette directive distingue les disséminations au niveau recherche et développement (partie B de la directive) et les procédures de mise sur le marché (partie C). Dans le premier cas, le « pétitionnaire » (la société qui désire tester une plante transgénique) soumet un dossier à l'autorité compétente du pays pour lequel l'autorisation est demandée, qui prend la décision d'autoriser ou non sur son territoire la dissémination expérimentale de l'espèce modifiée. Les autres États membres ne sont informés que par un dossier résumé, et ne peuvent s'opposer à l'autorisation de dissémination, même près de leurs frontières, alors qu'il est évident qu'une éventuelle pollution génétique ne s'y arrêterait pas.

La procédure est plus complexe pour l'autorisation de mise sur le marché, qui relève de la Commission européenne, agissant sous la pression du lobby des multinationales de l'agrochimie pour faciliter le plus possible la libre circulation de ces produits et rendre les oppositions des États membres plus difficiles à faire valoir. Pour obtenir le droit de commercialiser un organisme transgénique, qu'il s'agisse d'importation ou de culture commerciale, le pétitionnaire envoie un dossier de demande d'autorisation à l'autorité compétente d'un État membre de son choix. La France, particulièrement favorable au développement de cette nouvelle technologie, a été le pays européen qui a reçu le plus grand nombre de demandes d'autorisations de mise sur le marché.

Si la demande est reçue positivement par le gouvernement, le dossier est transmis à la Commission européenne, qui le soumet aux autorités compétentes des autres États membres. L'autorisation européenne est directement accordée si les autres États membres ne soulèvent pas d'objection. Il s'agit là de la procédure considérée comme normale par les législateurs. Or, l'analyse du fonctionnement de la directive montre que la procédure d'autorisation normale n'a pas été suivie une seule fois dans l'examen des demandes d'autorisation de commercialisation par l'Union européenne ! Pour chaque produit dont la demande d'autorisation était suivie d'un avis favorable par un État membre, d'autres États membres ont émis des objections. Cela montre à l'évidence le trouble des autorités réglementaires devant un risque non identifié avec certitude et le manque d'unanimité en ce qui concerne l'évaluation des impacts potentiels des OGM.

Si des objections sont soulevées par d'autres États membres, l'autorisation de dissémination ne peut être délivrée qu'après avoir été votée à la majorité qualifiée du comité sur la dissémination d'OGM dans l'environnement, appelé comité de l'article 21 (de la directive 90/220). Si la proposition n'obtient pas la majorité qualifiée, la décision peut être modifiée et adoptée par le conseil des ministres de l'Environnement de l'Union européenne. Si le conseil des ministres ne se prononce pas dans les trois mois, la décision adoptée est celle de la Commission.

Cette procédure très complexe se révèle aussi très antidémocratique, car elle laisse très peu de pouvoir aux États membres par rapport à la Commission. On l'a vu en particulier dans le cadre de la procédure d'autorisation du maïs transgénique de Ciba-Geigy, maintenant Novartis, autorisé par la Commission le 18 décembre 1996, alors qu'au mois de juin précédent treize des quinze ministres de l'Environnement de l'Union européenne s'étaient prononcés contre la proposition de la Commission. N'ayant pas l'unanimité contre sa proposition, la Commission était légalement en droit de l'adopter. Ce qu'elle a fait, après plusieurs années de procédures discutées et disputées.

Depuis, l'Autriche, pour la première fois dans l'histoire de l'Union européenne, puis le Luxembourg, ont invoqué l'article 16 de la directive pour interdire l'importation et la commercialisation de ce maïs sur leur territoire. La France et l'Italie, tout en acceptant sa commercialisation, avaient interdit qu'il soit cultivé commercialement, en raison des dangers écologiques que représenterait cette culture, et ce jusqu'au mois de novembre 1997. C'est à cette date que le gouvernement français, sous la pression des États-Unis et des multinationales, a accepté que ce maïs soit cultivé commercialement en Europe, pour la première fois.

La saga de l'autorisation du maïs transgénique de Novartis (*cf.* encadré) illustre la complexité de la procédure d'autorisation de commercialisation et la façon dont la Commission européenne peut imposer des décisions très contestables, malgré l'opposition des États membres et du Parlement européen.

La directive 90/220 avait pourtant été qualifiée de « pionnière » en ce qui concerne l'application du « principe de précaution ». Ce fameux principe de précaution, qui fait son entrée dans des textes réglementaires internationaux de plus

Le maïs transgénique de Novartis

1994 : Ciba-Geigy communique un dossier de demande d'autorisation aux autorités compétentes françaises. Les autorités compétentes françaises (ministère de l'Agriculture) donnent un avis favorable au dossier.

Mars 1995 : la France transmet le dossier à la Commission européenne pour une autorisation communautaire.

Avril 1995 : la Commission transmet le dossier de demande d'autorisation à tous les États membres (aux fonctionnaires représentant les États membres dans le comité de l'article 21) pour commentaires.

Mars 1996 : la Commission propose l'autorisation du maïs transgénique de Novartis, née de la fusion de Ciba-Geigy et Sandoz.

Avril 1996 : la Commission n'obtient pas la majorité qualifiée du comité de l'article 21, requise pour l'autorisation du maïs. Seuls six pays sont favorables à la proposition de la Commission, quatre ont voté contre (Autriche, Danemark, Royaume-Uni et Suède) et quatre se sont abstenus (Allemagne, Grèce, Italie et Luxembourg).

25 juin 1996 : la proposition de la Commission, conformément aux règles de procédure, est présentée au conseil des ministres de l'Union européenne. Treize ministres de l'Environnement sont opposés à la proposition, le ministre espagnol s'abstient. Seule la France soutient la proposition de la Commission.

Juillet 1996 : la Commission européenne demande aux comités scientifiques sur l'alimentation, l'alimentation animale et les pesticides, de réévaluer le risque posé par le maïs transgénique de Ciba.

9 et 13 décembre 1996 : les comités scientifiques rendent leurs conclusions à la Commission.

18 décembre 1996 : la Commission européenne annonce qu'elle autorisera le maïs transgénique de Novartis.

23 janvier 1997 : la Commission adopte officiellement sa proposition d'approuver le maïs.

24 janvier 1997 : la Commission notifie sa décision à la France.

Février 1997 : la France donne l'autorisation officielle d'importation du maïs transgénique de Novartis et informe les autres États membres et la Commission européenne. Elle refuse cependant d'en autoriser la culture à l'échelle commerciale.

Février 1997 : l'Autriche, le Luxembourg et l'Italie utilisent l'article 16 de la directive européenne 90/220 pour interdire l'importation et la culture (la culture uniquement en ce qui concerne l'Italie) du maïs Novartis, au vu de nouveaux éléments scientifiques relatifs aux risques écologiques et sanitaires liés à ce maïs.

Printemps 1997 : la Commission européenne soumet les nouveaux éléments aux comités scientifiques.

8 avril 1997 : le Parlement européen vote une résolution sur le maïs génétiquement modifié demandant à la Commission de suspendre l'autorisation accordée au maïs, à la majorité écrasante de 407 voix pour et deux contre.

Été 1997 : les comités scientifiques rendent leurs conclusions à la Commission, déclarant qu'ils ne voient pas de nouveaux éléments scientifiques.

10 septembre 1997 : la Commission propose de rejeter les interdictions autrichienne et luxembourgeoise.

Automne 1997 : l'Italie retire son interdiction, sous la condition qu'un plan de gestion de la résistance des insectes à la toxine du maïs soit mis en place.

5 novembre 1997 : le comité de l'article 21 repousse le vote sur la proposition de la Commission de rejeter les interdictions autrichienne et luxembourgeoise.

27 novembre 1997 : la France annonce qu'elle autorise la culture du maïs transgénique de Novartis, pour la première fois en Europe, mais décide d'un moratoire sur la commercialisation de toutes les autres plantes transgéniques, au moins jusqu'à la conclusion d'un débat public sur le sujet, organisé par l'Office parlementaire d'évaluation des choix scientifiques et technologiques.

9 janvier 1998 : le comité de l'article 21, sentant l'absence d'une majorité qualifiée, repousse une nouvelle fois le vote sur la proposition de la Commission de rejeter les interdictions autrichienne et luxembourgeoise.

5 février 1998 : le ministre français de l'Agriculture signe l'inscription de trois variétés de maïs transgénique de Novartis au catalogue officiel des variétés, ouvrant ainsi la voie à sa culture commerciale en France et en Europe.

25 septembre 1998 : le Conseil d'État suspend l'autorisation de culture du maïs transgénique en attendant de se prononcer sur le fond.

11 décembre 1998 : le Conseil d'État, au lieu de se prononcer sur le fond, décide de poser la question de la compétence liée à la Cour de justice des Communautés européennes. Il lui demande si la France peut ne pas accorder une autorisation à un OGM autorisé par la Commission suite à un dossier transmis par la France.

en plus nombreux, signifie qu'il est préférable de s'abstenir d'une activité dont on soupçonne qu'elle peut comporter des risques écologiques ou sanitaires, même en l'absence de preuves scientifiques irréfutables. Avec l'application du principe de précaution, on renverse la charge de la preuve : ce n'est plus aux victimes potentielles de prouver qu'une activité est dangereuse, mais à son instigateur de prouver qu'elle ne l'est pas.

La directive 90/220 se réclame du principe de précaution parce que les dossiers présentés aux titres de la recherche ou de la commercialisation doivent comporter des analyses de risques pour la santé humaine et l'environnement, même si aucun accident écologique grave n'est (encore) à déplorer, et parce qu'elle prévoit l'information du public.

Malheureusement, les études des risques présentés pour les plantes transgéniques déjà autorisées par la Commission souffrent de très nombreuses lacunes et sont totalement inadéquates en ce qui concerne les évaluations des risques à long terme. Cependant, cette évaluation sommaire des risques paraît encore trop contraignante aux yeux des multinationales de la biotechnologie et de leurs avocats au sein de la Commission, qui a décidé d'entreprendre en 1997 une révision de la directive, afin de la simplifier. L'autre objectif de la Commission était alors de faciliter les disséminations volontaires d'OGM, dans la lignée de la dérégulation réalisée aux États-Unis. Cependant, les changements politiques survenus dans plusieurs pays d'Europe, où les partis se réclamant de l'écologie sont entrés aux gouvernements (France, Allemagne, Italie), et l'opposition grandissante de l'opinion publique aux OGM permettent d'espérer qu'au contraire la directive 90/220 sera révisée dans le sens d'un meilleur contrôle des dossiers soumis à autorisation et d'une application plus stricte du principe de précaution. Les discussions au sein du Parlement européen semblent aller dans ce sens et la nouvelle directive sur les disséminations d'OGM pourrait bien être plus sévère. Il paraît évident dès lors que toutes les autorisations accordées selon l'actuelle directive devraient être revues à la lumière du nouveau texte (qui sera sans doute adopté dans l'année 2000) et qu'un moratoire sur toutes les nouvelles disséminations devrait être instauré dans l'intervalle afin de ne pas accorder d'autorisations de disséminations « au rabais ».

La directive européenne a été transcrite dans les législations nationales des États membres, avec des degrés de sévérité des contrôles exigés variables d'un pays à l'autre. Les autorités compétentes, responsables des autorisations de disséminations, varient également selon les pays, mais sont le plus souvent placées sous l'égide des ministères de l'Agriculture. En France par exemple, le ministère de l'Environnement est également responsable des autorisations de disséminations, et l'avis est également pris auprès des ministères de la Santé ou de la Consommation.

Des commissions nationales à caractère scientifique évaluent tous les projets faisant appel aux techniques du génie génétique et conseillent les autorités compétentes sur les projets. Les évaluations des risques sont souvent plus détaillées dans les pays d'Europe du Nord. Un contrôle des installations expérimentales et des pratiques de laboratoires par une commission spécialisée a lieu en Allemagne par exemple, mais pas encore en France.

En France : le terrain d'essai favori des multinationales du génie génétique

En France, c'est la loi du 13 juillet 1992 qui transpose la directive européenne 90/220. Elle a fait l'objet d'un débat intense sur l'interprétation des dispositions concernant l'information au public. Comme il est malheureusement d'usage, la formule minimale a été choisie, malgré les demandes des associations de protection de l'environnement de soumettre les disséminations d'OGM aux mêmes règles que les installations classées. Les promoteurs du génie génétique et les scientifiques, ne supportant pas que l'on puisse imaginer que les disséminations d'OGM présentent un risque ou que le public puisse exercer un contrôle sur leurs activités, ont réussi à faire modifier le projet de loi. Dans le texte final, il ne reste comme contraintes qu'un simple affichage en mairie et la mise à disposition des éléments publics du dossier de demande d'autorisation. Tous les points éventuellement litigieux de la demande d'autorisation peuvent être couverts par le secret commercial.

La commission du génie moléculaire (CGB), créée par un arrêté du ministère de l'Agriculture en 1986, est l'organe chargé de conseiller l'autorité compétente française sur les disséminations. La loi du 13 juillet 1992 a confirmé l'intérêt de cette commission, qu'elle a désignée sous le nom de « commission d'étude de la dissémination des produits issus du génie biomoléculaire ».

Elle est composée de dix-huit membres, dont onze scientifiques spécialistes de la génétique moléculaire. Y siègent également un représentant des industries du génie génétique, un représentant des salariés de ces industries, un juriste, un membre de l'Office parlementaire d'évaluation des choix scientifiques et technologiques, un représentant des associations de consommateurs et un représentant des associations de protection de l'environnement. Elle était présidée depuis sa création par Axel Kahn, directeur de recherche à l'INSERM, jusqu'à ce qu'il démissionne lorsque le gouvernement français décida, contre l'avis de la CGB, de ne pas autoriser la culture du maïs transgénique sur le territoire. Elle a été renouvelée en 1998 afin d'instruire les dossiers en cours, mais devrait prochainement être remodelée en fonction des recommandations de la conférence de citoyens organisée en juin 1998.

Au vu de la composition de cette commission, on constate que la CGB ne peut être que favorable *a priori* aux disséminations d'OGM. Les scientifiques y siégeant sont des spécialistes de la génétique, et il n'y a aucun représentant de l'écologie scientifique qui puisse avoir une vision plus globale que celle d'admirer le montage biomoléculaire dans la plante ou l'organisme. Une expertise véritablement indépendante des sociétés qui développent les organismes transgéniques est absolument indispensable pour étudier toutes les facettes des conséquences des disséminations d'OGM, tant écologiques et sanitaires qu'économiques et sociales, voire culturelles ou religieuses. La CGB doit s'ouvrir à des scientifiques d'autres secteurs que le génie biomoléculaire, comme des malherbologues, des écologistes des populations, des nutritionnistes, mais aussi des représentants d'autres secteurs de la société, en plus grand nombre.

Cela est d'autant plus nécessaire que les généticiens biomoléculaires, en dépit de leur volonté d'indépendance maintes fois affirmée, sont malgré tout sujets à des pressions, amicales ou autres, des multinationales des sciences de la vie. Ces dernières leur permettent, par exemple, d'avoir des financements pour des laboratoires de recherche, pour l'organisation de séminaires, le remboursement de frais de déplacement, des honoraires pour des communications ou des contrats de consultance. Plus simplement encore parce qu'il s'agit d'un petit monde où tous se connaissent et qu'il est parfois difficile d'être toujours le « vilain petit canard ». Il est intéressant de mentionner à cet égard une étude récente parue dans *The New England Journal of Medicine* du 8 janvier 1998, qui établit l'existence d'une relation étroite entre l'avis favorable exprimé par des experts sur des médicaments et les liens financiers avec la firme qui les produit [121].

Ainsi, en raison de la composition de la CGB, il n'est guère étonnant que la France soit le pays européen où il y ait eu le plus d'essais en plein champ de plantes transgéniques. À la fin 1996, 462 dossiers avaient été examinés par la CGB depuis 1987, dont 386 concernent des plantes transgéniques, 25 des applications en thérapie génique, 19 en vaccins recombinés et 32 pour les produits recombinés et micro-organismes. Des autorisations ont été accordées pour des expérimentations en plein champ sur plus de 3 000 sites de dissémination.

Quinze espèces de plantes ont été disséminées à titre expérimental depuis 1987, dont les deux plus importantes sont le maïs et le colza. On peut rappeler que le colza a la particularité de disperser son pollen et de s'hybrider très facilement avec des plantes sauvages apparentées, ce qui rend inévitable le transfert à d'autres plantes de gènes introduits dans le colza. Les autres plantes favorites des industriels de la biotechnologie qui utilisent le territoire français comme terrain d'essai sont le tabac, la betterave, la pomme de terre, le melon, la tomate. Quelques essais ont également eu lieu avec le peuplier, la laitue, le tournesol, la chicorée, la vigne, le soja et la courgette. Le nombre de dossiers progresse de plus de 30 % par an.

En ce qui concerne les autorisations de mise sur le marché, les décisions se prennent au niveau communautaire, mais la France est aussi le pays préféré pour les demandes initiales à l'autorité compétente. Toujours à la fin 1996, quatorze dossiers d'autorisation de mise sur le marché de plantes transgéniques avaient été présentés dans l'Union européenne, parmi lesquels onze ont été déposés à l'autorité compétente française directement par le pétitionnaire et trois par la Commission européenne dans le cadre de la directive communautaire 90/220 (le pétitionnaire avait soumis le dossier de demande d'autorisation à l'autorité compétente d'un autre État membre, qui doit le transmettre

DEMANDES D'AUTORISATION DE MISE SUR LE MARCHÉ [8]
(fin 1996)

Produit	Pays de la demande	Pétitionnaire (demandeur)
Colza tolérant au glyphosate	France	Monsanto
Colza tolérant aux oxynils	France	Rhône-Poulenc
Maïs résistant aux insectes	France	Pioneer
Maïs résistant aux insectes	France	Monsanto
Maïs tolérant au glufosinate	France	AgrEvo
Maïs résistant à la pyrale et tolérant au glyphosate	France	Monsanto
Melon résistant au virus CMV	France	Tezier
Colza tolérant au glufosinate et résistant à la kanamycine	Royaume-Uni	AgrEvo
Maïs tolérant au glufosinate	France	RAGT
Maïs résistant aux insectes	France	Hilleshög NK
Betterave tolérante au glyphosate	France	Monsanto
Maïs tolérant au glufosinate	France	AgrEvo
Bactérie *Streptococcus thermophilius* génétiquement modifiée	Finlande	Valio Ltd.
Endive comportant un gène de stérilité mâle	Pays-Bas	Bejo Zaden BV.

à la Commission, qui elle-même soumet un résumé de la demande à tous les autres États membres).

Au début de l'année 1999, huit plantes génétiquement modifiées ont obtenu l'autorisation de mise sur le marché en Europe : 1) le tabac résistant à un herbicide, développé par la Seita et Rhône-Poulenc ; 2) le colza mâle stérile ; 3) l'endive mâle stérile ; 4) le soja résistant à un herbicide, de Monsanto ; 5) le maïs, résistant à un herbicide, à la pyrale (chenille) et à un antibiotique, de Novartis ; 6) le colza résistant à un herbicide et porteur de stérilité mâle, de PGS ; 7) le maïs résistant à la pyrale, de Monsanto ; 8) le maïs résistant à un herbicide, d'AgrEvo. En cours d'examen par l'Union européenne, il y a d'autres maïs résistants à des herbicides d'autres fabricants, et un melon, développé en France par une succursale de Limagrain, résistant au virus CMV.

À la fin de l'année 1997, il n'y avait pas encore eu en France de disséminations de plantes transgéniques pour un usage commercial. En février 1997, le Premier ministre, Alain Juppé, avait autorisé l'importation du maïs Bt de Novartis. Mais en refusant son inscription sur le catalogue officiel des variétés autorisées, il en avait bloqué la culture à l'échelle commerciale. Les groupes de pression industriels et les associations des grands maïsiculteurs ont été par la suite extrêmement actifs pour tenter d'imposer au gouvernement français l'autorisation de la culture de ce maïs, de peur de perdre la course de compétitivité engagée avec les États-Unis, qui ont déjà autorisé de leur côté sept variétés de maïs transgéniques. C'est ainsi que le gouvernement issu des élections de 1997 a renié les promesses électorales d'un moratoire sur les disséminations d'OGM à l'échelle européenne, objet d'un programme de gouvernement, en décidant, le 27 novembre 1997, d'autoriser la culture commerciale de ce maïs.

Il s'agit là d'une première (malheureuse) en Europe, car aucune autre plante transgénique n'y a encore été cultivée à l'échelle commerciale. La première d'entre elles à avoir été autorisée, le tabac résistant à l'herbicide bromoxynil de Rhône-Poulenc, n'est pas cultivée et ne le sera sans doute pas. En effet, le bromoxynil n'est pas homologué pour une utilisation sur le tabac. Il est clair que lorsque Rhône-Poulenc avait demandé l'homologation de son herbicide, il n'avait pas inclus le tabac dans les utilisations possibles du bromoxynil, car ce produit herbicide le tue. Pour pouvoir utiliser le bromoxynil sur le tabac, la société doit demander une nouvelle homologation, ce qui est une procédure longue, complexe et coûteuse, dont le succès n'est pas assuré, d'autant plus que l'Union européenne s'est engagée dans un processus de réévaluation des homologations de tous les pesticides afin d'éliminer l'utilisation des plus toxiques d'entre eux. Le bromoxynil étant connu pour être un cancérigène potentiel, son avenir est loin d'être assuré. Rappelons à ce sujet que l'EPA américaine a refusé de renouveler l'autorisation de dissémination de coton résistant au bro-moxynil, à cause de la toxicité de ce produit.

L'étiquetage des produits transgéniques

La rapidité avec laquelle les produits transgéniques arrivent dans nos assiettes n'a guère laissé le temps aux autorités réglementaires d'imposer leur étiquetage, afin de permettre aux consommateurs d'être informés de la présence d'OGM dans leur alimentation et de choisir en connaissance de cause d'en consommer ou non. Les industriels de l'agrochimie et de l'agroalimentaire craignent que la mention de l'intervention du génie génétique dans la production alimentaire n'effraie les consommateurs et ne les détourne de leurs produits. En les lançant sur le marché avant que les règles d'étiquetage ne soient clarifiées, ils cherchent à mettre consommateurs et autorités réglementaires devant le fait accompli.

Aux États-Unis, on considère que c'est le produit qui compte, et non le mode de production. Cela signifie qu'un produit transgénique considéré comme suffisamment proche d'un produit conventionnel n'a pas à être signalé ou étiqueté comme tel. Seule, la caractéristique nouvelle conférée à l'aliment doit faire l'objet d'une mention, par exemple « tomate à mûrissement retardé ».

Pour les produits des grandes cultures (*commodities*) tels que le maïs ou le soja, si la transformation génétique n'apporte pas de valeur ajoutée, les plantes transgéniques sont mélangées avec les plantes conventionnelles, rendant tout étiquetage impossible et contaminant toute la production. Ainsi, les producteurs américains de soja transgénique, ayant planté moins de 2 % de la surface totale de soja américain en 1996, l'ont mélangé à l'ensemble de la production. De cette façon, l'ensemble du soja américain contenait du soja transgénique. Son identification et son étiquetage devenaient impossibles, déniant ainsi aux utilisateurs, aux importateurs et aux consommateurs toute possibilité de choix. Pourtant, le soja entre dans la composition de 60 % des produits alimentaires industriels, des chocolats à la mayonnaise, en passant par les biscuits, la margarine et les pots pour bébés.

Mais les Européens veulent savoir ce qu'ils mangent, et l'Union européenne a dû faire face à leur mécontentement devant les importations des premiers produits transgéniques. En effet, la directive 90/220, qui régit la mise sur le marché des produits transgéniques, n'impose pas de règle d'identification des OGM ou d'étiquetage, sauf en cas de lien avec un risque mesuré lors de la procédure d'évaluation des risques. Aujourd'hui, seuls le soja et le maïs génétiquement modifiés sont commercialisés en Europe, mais d'autres plantes sont en cours d'examen et de nombreuses autres plantes, développées dans les laboratoires, se préparent à envahir nos champs et nos assiettes. D'ici quelques années, il se pourrait que notre alimentation soit majoritairement à base d'OGM.

L'Union européenne est coincée entre, d'une part, la pression commerciale des États-Unis qui forcent l'Europe à accepter leurs produits, n'hésitant pas à utiliser les instances juridiques de l'Organisation mondiale du commerce, et, d'autre part, la grogne des consommateurs devant l'absence de choix où ils sont réduits. Elle tente dans l'urgence d'élaborer des règles d'étiquetage pour les produits transgéniques. Elle cherche ainsi à concilier l'impossible, car imposer un étiquetage strict entraîne nécessairement la ségrégation (c'est-à-dire la séparation) des produits transgéniques tout le long de la chaîne alimentaire, depuis le champ de l'agriculteur jusqu'au produit fini dans les rayons des supermarchés.

De plus, au sein de l'Europe, grandes sont les différences entre les États membres, les diverses directions générales (DG) de la Commission, les multiples secteurs de la société et les nombreux acteurs du génie génétique. Alors que les aliments génétiquement modifiés sont apparus en Europe depuis l'automne 1996, l'Union européenne discute encore des règles concernant leur étiquetage !

Le règlement du Conseil et du Parlement européens concernant les nouveaux aliments et les nouveaux ingrédients alimentaires (règlement 285/97) a été adopté le 27 janvier 1997, après plusieurs années de discussions, et est entré en vigueur le 15 mai 1997 [122]. Censé permettre l'information des consommateurs, il a succombé aux intérêts économiques et n'a pu imposer la ségrégation des produits. On estime que l'application du règlement permettra à 80 % des aliments issus du génie génétique de ne pas être étiquetés.

En effet, celui-ci ne rend l'étiquetage clairement obligatoire que lorsque le produit alimentaire proposé à la vente contient encore de l'ADN recombinant, c'est-à-dire généralement si le produit contient encore des OGM vivants, ou s'il n'est plus « substantiellement équivalent » au produit conventionnel. Cela signifie que les produits agricoles non transformés devront être étiquetés, mais non la plupart des produits dérivés ou transformés. À titre d'exemple, les betteraves transgéniques devront être étiquetées, mais pas le sucre fabriqué à partir de ces betteraves.

Ce règlement ayant été adopté après les autorisations de commercialisation du soja et du maïs transgéniques en Europe, il ne pouvait s'appliquer à ces produits. Un nouveau règlement, le règlement (CE) 1813/97, spécifiquement écrit pour couvrir l'étiquetage des produits issus du soja et du maïs, a été adopté le 19 septembre 1997 et devait entrer en vigueur au 1er novembre 1997, mais les règles uniformes communautaires pour l'étiquetage de ces produits n'avaient pas encore pu être définies à cette date. De négociations en discussions entre les États membres, le règlement concernant l'étiquetage des produits à base de maïs ou de soja transgénique n'a été adopté qu'en mai 1998, pour entrer en vigueur en septembre 1998. À cette date, les fabricants de produits alimentaires bénéficiaient encore d'une dérogation de trois mois pour mettre leurs emballages en conformité avec la législation européenne, ce qui signifie que ce n'est qu'à partir du début de 1999 que l'étiquetage est devenu une obligation légale. Les critères d'étiquetage sont les mêmes que ceux du règlement 285/97 : le soja sous forme de fèves, de semences ou de farine (c'est-à-dire lorsque les protéines ou l'ADN sont mesurables) devra porter la mention de sa transformation génétique, mais pas les produits dérivés, comme la lécithine par exemple, qui entrent pourtant dans la composition de 60 % des aliments transformés. De plus, seuls les ingrédients doivent être étiquetés, et non les additifs, qui constituent pourtant, pour le maïs comme pour le soja, l'utilisation majeure.

Le consommateur devient le cobaye de l'industrie agroalimentaire et de sa « bouffe Frankenstein », sans possibilité de le savoir ni de le choisir, alors que tous les groupes de travail qui ont planché sur l'étiquetage des aliments ont montré le désir des consommateurs d'être complètement informés sur l'utilisation du génie génétique dans le processus de production alimentaire. Il paraît clair à l'heure actuelle que les deux règlements concernant l'étiquetage maintiendront les consommateurs dans l'ignorance de ce qu'ils consomment et risquent même de les induire en erreur. En effet, ceux-ci croiront que l'absence d'étiquetage signifie absence d'intervention du génie génétique. De plus, ces règlements européens sont confus et difficiles à mettre en œuvre pour un certain nombre de raisons que nous exposerons brièvement.

La décision de n'étiqueter que les produits contenant de l'ADN recombinant ou ceux qui ne sont pas considérés comme « substantiellement équivalents » procède d'un raisonnement « produit » et non « mode de production » et d'une évaluation scientiste qui ne concerne que le risque éventuel. À ce niveau, c'est donc le législateur qui décide de ce qui intéresse le consommateur, prétendant que seules les inquiétudes sur un éventuel risque sanitaire le préoccupent. Cela est d'autant plus paradoxal que, selon la directive 90/220, aucun produit susceptible d'être dangereux ne devrait être mis sur le marché.

En réalité, il semble au contraire que les consommateurs sont de plus en plus nombreux à désirer être informés sur le mode de production de leurs aliments, non seulement pour des raisons de risques, d'autant plus compréhensibles après le scandale de la « vache folle », mais également pour toute une variété de raisons, éthiques, religieuses, sociales ou politiques. De plus en plus, le consommateur veut devenir un « consom'acteur », conscient que ses choix de consommation ont une influence sur les modes de production et même d'organisation sociale. Le développement spectaculaire de l'agriculture biologique en témoigne.

La notion même d'« équivalence substantielle » est peu précise et ne va que se compliquer avec le développement des méthodes analytiques qui suivent le développement des organismes génétiquement manipulés. En effet, l'évaluation de la non-équivalence d'un produit dérivé d'OGM est réalisée sur la base d'une évaluation scientifique, fondée sur l'analyse des données existantes démontrant que les caractéristiques évaluées sont différentes de celles d'un aliment ou d'un ingrédient alimentaire conventionnel, tout en tenant compte des limites acceptées des variations naturelles de ces caractéristiques.

Comme on l'a vu, cette définition est extrêmement discutable, car dans l'analyse de produits, alimentaires ou autres, on ne trouve que ce que l'on recherche. Il est analytiquement impossible de mesurer toutes les caractéristiques physico-chimiques, biologiques, organoleptiques, etc. d'un produit alimentaire. Une vache « folle » serait considérée, selon les critères du règlement, « substantiellement équivalente » à une vache saine.

La Commission européenne a considéré que la présence d'ADN résultant de la modification génétique est le critère le plus approprié pour apprécier l'existence d'une différence démontrable, dépassant les variations naturelles des caractéristiques d'un produit, mais il subsiste cependant des divergences d'appréciation entre les États membres sur la notion d'équivalence substantielle, qui risquent de compliquer singulièrement les règles de libre circulation des marchandises dans l'espace européen. Prenons l'exemple du soja, utilisé pour fabriquer de la lécithine. La lécithine est une substance lipidique, qui en principe ne contient plus les protéines, et *a fortiori* l'ADN, du soja. Or, la purification de la lécithine n'atteint jamais 100 %, et il subsiste en général des traces d'ADN, que les nouvelles méthodes analytiques permettent de repérer (à défaut de les quantifier). Il faudrait donc l'étiqueter. Mais qu'en est-il des produits dérivés, dont on ne peut aujourd'hui vérifier s'ils sont issus du génie génétique, mais que l'on pourra sans doute déterminer demain, comme l'huile de soja ?

Ce dernier point est loin d'être négligeable, compte tenu de l'augmentation prévisible du nombre des produits OGM arrivant sur le marché. Il est loin d'être certain que, pour chaque modification génétique et chaque produit dérivé, il existe des moyens analytiques permettant de déterminer de faibles quantités d'ADN, ce qui peut avoir pour effet d'encourager la fraude aux étiquetages « sans OGM ». Comme il s'agit d'un domaine neuf, où les techniques analytiques se perfectionnent rapidement, certains produits nouveaux pourraient passer au travers de l'étiquetage, pour y être contraints plus tard, alors que le produit ne serait plus nouveau.

De plus, les techniques analytiques de contrôle de l'ADN risquent d'entraîner une augmentation non négligeable du coût des produits alimentaires. Chaque analyse coûte très cher, et leur nombre risque d'augmenter considérablement vu la croissance prévisible du nombre d'OGM sur le marché et leurs nombreuses utilisations, surtout dans le cas des produits de grande culture, dont les dérivés sont utilisés dans des centaines, voire des milliers de produits.

Les règlements ne s'appliquent pas aux additifs alimentaires ou aux arômes et aux solvants d'extraction, qui, pour un certain nombre de produits susceptibles de contenir des OGM, représentent une part non négligeable de leur utilisation. Par exemple, il n'est pas évident de savoir si la lécithine de soja, un émulsifiant très utilisé dans la biscuiterie industrielle, doit être considérée comme un additif alimentaire ou un ingrédient.

Les règlements concernant les aliments nouveaux ne contiennent aucune obligation d'étiquetage pour les produits OGM commercialisés en tant que produits intermédiaires dans la chaîne de production alimentaire. Ils ne proposent aucun mécanisme permettant au producteur alimentaire pour la consommation finale de s'assurer qu'il possède toutes les informations nécessaires pour s'acquitter correctement des exigences en matière d'étiquetage.

La notion de « nouvel aliment », ou « nouvel ingrédient alimentaire », est floue. On considère qu'un aliment est nouveau si sa consommation dans l'Union européenne est récente ou marginale, sans que la notion de « récent » soit explicitée. Les produits transgéniques pourront ne plus être étiquetés s'ils ne sont pas considérés comme « nouveaux », alors que les risques alimentaires pourraient n'apparaître qu'après un nombre d'années important.

Le règlement ne comporte pas de dispositions de mise en œuvre, qui font actuellement l'objet de nombreuses discussions entre les États membres. Cela conduit à une situation d'incertitude et au risque de compliquer les procédures en cas de désaccords ou de différences d'interprétation du règlement par les États membres. Quant aux consommateurs, ils restent dans la confusion tant que les règles d'étiquetage n'ont pas été précisées pour l'ensemble des membres de l'Union européenne.

En particulier, le règlement indique qu'une liste de produits pour lesquels l'étiquetage n'est pas nécessaire sera établie, dressée par les comités scientifiques européens. Cette liste sera constituée des produits issus d'OGM considérés comme substantiellement équivalents aux produits conventionnels, dont le risque scientifique n'est pas établi. Mais le règlement ne donne pas plus d'information sur les critères de l'équivalence substantielle et l'on peut craindre que cette liste, vide aujourd'hui, ne se remplisse très rapidement sous l'influence des industriels qui ne veulent pas faire figurer la mention OGM sur leurs produits.

Enfin, ces règlements s'appliquent aux produits destinés à l'alimentation humaine et ne concernent pas l'alimentation animale, qui pourtant, au moins dans le cas du maïs et du soja, représente la part majeure de l'utilisation. Un règlement européen est à l'étude sur ce dernier point, mais n'a pas encore abouti. Pourtant, des stocks de soja et de maïs destinés à l'alimentation animale sont déjà distribués en Europe, en général étiquetés volontairement par les distributeurs avec la mention vague « peut contenir des OGM », car ils proviennent des exportations américaines qui ont mélangé les produits transgéniques et conventionnels. On voit donc combien ces règlements concernant l'étiquetage des OGM manquent de précision et de réalisme.

La Commission était soumise aux pressions contradictoires des exportateurs américains, des industriels de l'agrochimie et de l'agroalimentaire, initialement opposés à tout étiquetage, et de la société civile, qui demande un étiquetage complet de tous les OGM et produits dérivés, pour des raisons de sécurité sanitaire, mais aussi des raisons éthiques ou religieuses. Le compromis péniblement élaboré ne satisfait personne. Les États-Unis ont clairement déclaré, par exemple, que toute proposition d'étiquetage obligatoire de semences ou de produits d'alimentation animale serait un très mauvais précédent pour le commerce entre les États-Unis et l'Europe dans le domaine agricole. Selon eux, le règlement 285/97 est acceptable, car la plupart des exportations américaines sont sous forme de produits dérivés et ne sont pas concernées par l'obligation d'étiquetage. De plus, ce règlement n'impose pas la ségrégation des produits transgéniques, mais les projets d'étiquetage des semences, ou de l'alimentation à destination animale leur font craindre de nouvelles propositions plus contraignantes et complexes dans ce domaine. Selon les législateurs et ambassadeurs commerciaux américains, les demandes européennes concernant l'étiquetage ne sont pas fondées scientifiquement et ne représentent qu'une réaction excessive due à la mauvaise gestion de la crise de la « vache folle » par les experts de Bruxelles [123]...

De l'autre côté, les consommateurs européens se montrent très inquiets et réticents envers les aliments transgéniques. Tous les sondages montrent de façon récurrente, depuis 1996 et les premières importations de produits transgéniques, qu'une grande majorité de consommateurs, dans tous les pays de l'Union européenne, éviteraient de consommer des aliments issus du génie génétique s'ils en avaient le choix. Ils insistent, à travers les associations de consommateurs, pour avoir une information précise sur l'origine des denrées alimentaires et être en mesure de ne pas consommer d'aliments transgéniques s'ils n'en veulent pas, quelles qu'en soient les raisons.

Afin de tenter de tenir compte de ces exigences contradictoires, la Commission européenne réfléchit à une législation qui concernerait plus le mode de production que les caractéristiques du produit, à l'inverse de ce qui se fait aux États-Unis, par un étiquetage du style « produit à l'aide des techniques de modification génétique ». Outre le risque de contentieux commercial avec les États-Unis, cette approche se verrait aussi confrontée aux problèmes de définition. Jusqu'où aller dans l'étiquetage ? Doit-on étiqueter la viande d'un animal nourri, même partiellement, avec des produits dérivés d'OGM ? Ou le gâteau produit avec des œufs d'une poule nourrie au maïs transgénique ?...

La seule façon d'assurer une traçabilité complète et un étiquetage cohérent est d'imposer la ségrégation stricte entre les produits transgéniques et les produits conventionnels tout le long de la chaîne alimentaire. Seule, la ségrégation permet de suivre les produits issus d'OGM du champ à l'assiette, d'éviter la multiplication exponentielle et coûteuse des méthodes d'analyse et de contrôle, d'étiqueter l'ensemble des produits, intermédiaires et finaux, selon la volonté explicite des consommateurs.

Les producteurs de plantes transgéniques de grandes cultures s'opposent à toute idée de ségrégation, d'abord qualifiée d'impossible, puis de trop coûteuse. Elle est pourtant indispensable, et d'ailleurs déjà pratiquée par les producteurs lorsque les OGM qu'ils produisent possèdent une valeur ajoutée à la consommation. Pour un maïs plus riche en huile, donc plus précieux, ou un soja plus riche en méthionine, les industriels mettent en œuvre des mécanismes de ségrégation, afin que le produit final profite des qualités « améliorées » de la plante. Elle est donc également possible pour ce soja résistant à un herbicide et ce maïs résistant à un insecte, qui sont mélangés aux produits conventionnels, mais elle n'est pas pratiquée, car ces produits n'apportent rien au consommateur final. Or les mécanismes de ségrégation sont utilisés depuis des années pour les produits de l'agriculture biologique, qui remporte un succès croissant face aux risques et aux délires de l'intensification agricole.

La ségrégation entraîne un surcoût de l'ordre de 10 % à 15 %. Si les produits transgéniques procurent un réel avantage à l'agriculteur, en termes de coûts de production, ils devraient s'imposer malgré ce surcoût. Mais l'industrie craint que les consommateurs européens ne rejettent les produits transgéniques. Il lui apparaît plus sûr d'interdire toute possibilité de choix au consommateur en mélangeant récoltes transgéniques et conventionnelles.

Conclusion

L'arrivée massive de produits alimentaires composés d'OGM ou dérivés d'OGM dans les rayons des magasins a pris le public par surprise. Quasiment du jour au lendemain, nous voici face à des produits fabriqués à partir de formes de vie artificielle, résultats d'expériences très sommaires comparées à la complexité du monde vivant. Les consommateurs n'ont pas été informés de cette révolution qui se prépare et risque de provoquer des changements fondamentaux dans l'environnement planétaire, la diversité agricole, la relation de l'homme à la nature et même les fondements de notre vision de la vie. Elle n'apparaît pas en réponse à une demande sociale, mais elle est imposée « en douce » à des millions de consommateurs maintenus dans l'ignorance par une poignée de multinationales, qui ont saisi dans le génie génétique une occasion de multiplier leurs profits.

Les enjeux sont considérables. Les prochaines années seront déterminantes pour l'avenir. Elles dicteront pour une bonne part les modes de production et de distribution agricoles et alimentaires. Les multinationales pèseront lourd dans notre liberté de choisir nos façons de vivre et de manger. Le niveau de l'intervention humaine dans le processus naturel de l'évolution en sera totalement modifié.

Elles pourraient transformer radicalement la perception de notre place dans la nature et nos rapports à la matière même de la vie.

Modèle américain contre modèle européen

Depuis la Seconde Guerre mondiale, particulièrement dans les pays développés, l'agriculture s'est intensifiée de façon considérable et s'est intégrée dans une chaîne agroalimentaire de plus en plus complexe. Le produit agricole n'arrive plus directement du champ à l'assiette, mais entre dans une longue suite d'opérations de transformations, de transport et de distribution. Les produits agricoles bruts représentent une part de plus en plus faible de notre ration alimentaire, au profit de produits composites, mixtes, reconstitués et objets d'innombrables processus de transformations physiques et chimiques.

Actuellement, la part dans la consommation des aliments transformés ou préparés par l'industrie s'élève à 70 % en Europe et à 90 % aux États-Unis. Dans de nombreux pays en développement où l'agriculture et l'industrie agroalimentaire n'ont pas subi les mêmes processus d'intensification et de « rationalisation », elle ne dépasse guère 10 % à 20 %.

L'impact du secteur agroalimentaire sur l'emploi et l'économie est devenu considérable. L'industrie agroalimentaire est un secteur en pleine expansion, créateur d'emplois dans des complexes industriels, mais qui doit sans cesse innover et proposer de nouveaux produits alimentaires pour rester « dans la course ». Ces derniers résultent de nouvelles méthodes de traitement des matières premières agricoles et des produits intermédiaires, qui exigent en retour une production de masse, pour laquelle l'industrie préfère des matières premières homogènes. Ce système de production alimentaire pousse au développement de grandes monocultures intensives et tend en réalité à remplacer des emplois paysans par des emplois ouvriers dans les chaînes de transformation alimentaire.

Les applications du génie génétique dans l'alimentation permettent de mieux adapter les produits agricoles aux industries de transformation, par la production de plantes ou d'animaux conçus génétiquement pour répondre aux demandes spécifiques de l'industrie agroalimentaire. Ce ne sont plus les consommateurs que l'on cherche à satisfaire, mais l'industrie agroalimentaire... Quasiment tout le génie génétique est orienté pour rendre le processus de transformation plus facile, augmenter la durée de vie des produits en vente sur les rayons des supermarchés, réduire des coûts de transport et mieux supporter des applications massives d'herbicides. Il s'agit en somme d'augmenter les profits des groupes géants dans le domaine des semences, de l'agrochimie ou de l'alimentaire.

L'arrivée de l'« alimentation transgénique » pose la question de l'agriculture et du paysage de demain :

— soit d'immenses étendues de monocultures monotones de quelques rares espèces, dotées de gènes étrangers menaçant de créer une pollution génétique d'abord invisible, puis irréversible pour la biodiversité agricole. Ces monocultures seraient gérées comme des entreprises manufacturières par de rares exploitants, soumis aux contraintes des multinationales et de plans de gestion agricole centralisés ;

— soit une agriculture familiale diversifiée pourvoyeuse d'emplois agricoles dans des communes rurales et maillant un paysage varié.

Si l'on estime que l'agriculture est une entreprise industrielle comme une autre, impliquée dans la compétition mondiale, ignorant tout du caractère vivant de la matière traitée ; si l'on considère que son but est de croître le plus possible avec le moins de main-d'œuvre possible, sans considération des coûts environnementaux ou sociaux, alors l'élimination des petites exploitations familiales au profit des structures gigantesques de production dc molécules grâce aux organismes génétiquement modifiés est un signe de succès. Si l'on considère en revanche l'activité agricole familiale comme un socle social et occupationnel et comme la base de la vie rurale, alors remplacer les paysans par des exploitants agricoles et vider les villages ruraux constituent clairement une politique antisociale et néfaste pour la société dans son ensemble.

Un des effets majeurs de l'augmentation et de la complexification de la chaîne alimentaire est l'éloignement de plus en plus grand entre la production agricole et la consommation de denrées alimentaires, ainsi que la perte d'identification du caractère terrestre et vivant de l'aliment. Ainsi est-on passé de la pomme de terre à la purée industrielle, aux frites congelées et aux chips. On ne discerne plus rien de la plante ou de l'animal qui a permis de produire un aliment de supermarché, et bien souvent on ne le sent plus, on ne le goûte plus. Cette déconnexion de l'individu et de la terre nourricière n'est pas sans conséquence. « Se nourrir ou nourrir n'est pas une simple fonction alimentaire, c'est un acte total : in-carner, c'est-à-dire édifier de la vie et de l'homme avec le matériau physique et spirituel de la terre », a écrit Bernard Charbonneau [3].

Le génie génétique, qui manipule les éléments du vivant, contribue paradoxalement au divorce moderne entre l'alimentation et la vie. L'éloignement d'une part grandissante de la population des lieux de la production alimentaire a bien sûr une dimension géographique, mais aussi mentale avec la transformation et la dénaturation de l'alimentation opérées par l'industrie agroalimentaire.

De ce point de vue, il existe une différence fondamentale entre l'Europe et les États-Unis. Nous n'avons pas le même rapport à l'aliment et à l'alimentaire. De ce côté de l'Atlantique persistent les notions de terroirs, d'espaces agricoles diversifiés, de produits régionaux, de cultures locales. De même, le côté gustatif de l'alimentation est apparemment plus apprécié en Europe, et plus encore peut-être en France.

La voie américaine, à la pointe de la modernité, considère la production alimentaire comme n'importe quelle autre production industrielle, avec ses impératifs d'ordre strictement économique. Or les principes matérialistes d'économie d'échelle et d'abaissement des coûts de production conduisent aux phénomènes d'agrandissement des exploitations agricoles, d'uniformisation des techniques agricoles et des espèces utilisées, de concentrations agro-industrielles. Ils ont comme corollaires l'éviction des fermes les plus vulnérables, la disparition de la notion de terroir ainsi que la généralisation de pratiques condamnées par des consommateurs de plus en plus nombreux, comme le traitement systématique des vaches et des autres animaux avec des antibiotiques et des hormones ou l'alimentation du bétail avec des fientes de poulet.

Ce sont bien, uniquement, des questions de coûts de fabrication qui régissent le système américain de production alimentaire. Par exemple, les déchets animaux, en particulier la fiente de poulet, coûtent environ 45 dollars la tonne, alors que la luzerne revient à 125 dollars. Chaque année, ce sont donc vingt millions de tonnes de déchets animaux qui sont transformés en aliments pour bétail, bien que l'on sache qu'ils sont riches en salmonelles et bactéries potentiellement pathogènes.

La FDA (Food and Drug Administration) n'est pas toujours en mesure d'assurer une sécurité alimentaire correcte aux citoyens américains. De même, l'obsession américaine des pathogènes dans l'alimentation, qui les conduit, par exemple, à refuser l'importation de fromages ou de saucissons artisanaux européens sous le prétexte qu'ils ne sont pas suffisamment stériles, à emballer sous cellophane et éventuellement ioniser le moindre produit vivant, n'a pas réduit significativement l'occurrence de maladies liées à l'alimentation.

Le centre de surveillance épidémiologique (CDC, Center for Disease Control) d'Atlanta évalue à 80 millions le nombre annuel d'intoxications alimentaires aux États-Unis, entraînant la mort de 9 000 personnes ! La salmonellose représente entre 800 000 et quatre millions de cas et provoque de 500 à 1 000 décès par an (à titre de comparaison, il y a eu 3 131 cas de salmonellose en France en 1995). Une épidémie alimentaire due au colibacille *Escherichia coli*, et liée aux pratiques des abattoirs qui consistent à rajouter les restes de viande de la veille dans celle du jour, a contraint la société Hudson Foods à retirer du marché 11 000 tonnes de bœuf probablement contaminé en été 1997, dans la plus grande opération de ce type réalisée aux États-Unis [124].

La sécurité alimentaire en Europe repose sur des bases différentes de l'approche américaine. Elle consiste en contrôles de qualité et règles d'hygiène très strictes, tout au moins dans leur principe, tout au long de la chaîne alimentaire, et chaque étape de la production, depuis la ferme jusqu'aux bacs des hypermarchés, est soumise à des contrôles.

Aux États-Unis, la chaîne de production est moins surveillée, car la loi suprême est de produire au moindre coût afin de fournir une alimentation abondante et peu onéreuse. Les règles d'hygiène propres à chaque niveau de la production, génératrices de coûts supplémentaires, sont simplifiées, mais le produit final est stérilisé, par ionisation ou chloration. Après avoir autorisé l'ionisation de nombreux fruits et légumes et des volailles, la FDA a autorisé le 2 décembre 1997 ce procédé, très contesté, pour la viande de bœuf, d'agneau et de porc. La stérilisation a bien pour but de tuer la vie dans les produits alimentaires, et le choix américain nie le caractère vivant de l'alimentation. Il n'y a plus de nourriture vivante, mais un artefact résultant d'un procédé industriel de fabrication de substances nutritives.

Sans que le consommateur le sache vraiment, le développement du génie génétique prépare à une alimentation constituée de protéines bon marché, extraites des grandes cultures ou même obtenues à partir de n'importe quels résidus animaux. L'avant-garde d'une nouvelle conception alimentaire est en train de débarquer des États-Unis. Elle considère que l'alimentation n'est qu'une somme de protéines, lipides, glucides et oligo-éléments dont il faut ingérer des doses journalières calibrées pour se maintenir en forme et pour s'acquitter de l'obligation de se nourrir. Fort heureusement, les consommateurs européens ne semblent encore guère désireux de ne considérer que ce côté utilitaire de l'alimentation.

Quelle alimentation pour demain ?

Confrontés aux premiers produits de la « bouffe Frankenstein », il nous faut réfléchir sur le type d'alimentation que nous voulons. Soit une alimentation artificielle, désinfectée, déracinée, uniforme d'un bout à l'autre de la planète, soit une alimentation variée, proche des terroirs, et dont les dimensions gustatives, sociales et culturelles ne sont pas sacrifiées. Aujourd'hui, deux tendances s'opposent dans la demande de produits alimentaires.

— Les produits naturels, et particulièrement ceux issus de l'agriculture biologique, pratiquée sans intrant chimique, voient leur marché se développer rapidement, si rapidement que les producteurs ne peuvent y faire face. La reconversion de l'agriculture aux méthodes biologiques requiert une période de reconversion de trois années et le cahier des charges de ces dernières, interdisant l'utilisation de pesticides ou d'OGM, en fait une agriculture plus exigeante en main-d'œuvre et en temps. Les produits de l'agriculture biologique commencent à faire leur apparition dans les grandes surfaces, ce qui a pour effet de multiplier la demande, en les faisant connaître à des consommateurs qui, sans cela, n'auraient jamais mis les pieds dans une coopérative de vente de produits biologiques.

— Les produits de l'agro-industrie, génétiquement manipulés et bourrés de résidus de toutes sortes (antibiotiques, hormones, pesticides), ont l'avantage d'être moins chers, mais seulement si l'on néglige les coûts cachés de l'industrie qui les fabrique. Ces derniers, comme la pollution des eaux et leur nécessaire épuration à des coûts de plus en plus élevés, sont à la charge de la collectivité. Insipides mais si commodes à préparer, bon marché et faciles de conservation, ils conviennent sans doute mieux à un mode de vie urbain, stressant et qui laisse peu de temps disponible pour les courses et la cuisine.

Pour aller toujours plus vite et pour dépenser moins sur notre budget alimentaire, sommes-nous prêts à consommer des protéines alimentaires à la provenance incertaine, même si elles peuvent éventuellement, grâce au génie génétique, avoir des saveurs plaisantes ?

Instinctivement, les consommateurs sont nombreux à refuser que l'on manipule la vie, le patrimoine génétique des plantes et des animaux qu'ils doivent consommer. Certaines de leurs inquiétudes ont trait au sentiment que l'on viole le caractère sacré de la vie, que l'on touche aux processus naturels de l'évolution et ils refusent l'asservissement délibéré de la nature au nom de la productivité et de la compétitivité mondiale. Ces inquiétudes sont en général raillées par les milieux scientifiques et les législateurs. Ces derniers prétendent les balayer au nom de l'absence de rationalité scientifique. Cependant, quels qu'en soient les motifs, religieux, éthiques, politiques ou autres, les refus de la population doivent, dans une démocratie, être pris en compte par les pouvoirs publics.

Malheureusement, on assiste aujourd'hui à une véritable prise de pouvoir des multinationales de l'agrochimie et de l'agroalimentaire sur l'alimentation. Les premiers produits transgéniques sont déjà dans nos assiettes, sans que les consommateurs les aient réclamés. Sans qu'on leur en ait laissé le choix. Les autorités réglementaires, dépassées, ne sont pas en mesure de contenir l'assaut des multinationales de l'agroalimentaire, ni même d'obliger les fabricants à informer les consommateurs de ce qu'ils mangent.

L'étiquetage que certains essaient difficilement d'imposer se révèle un leurre et ne concerne qu'une faible proportion des produits alimentaires. À l'orée du XXIᵉ siècle, une petite dizaine d'entreprises peuvent donc imposer leurs produits à des millions de consommateurs qui n'en veulent pas. Ce contrôle effrayant sur la production alimentaire mondiale met les géants de l'agroalimentaire en possession d'une « arme alimentaire » particulièrement puissante. Avec plus de succès qu'aucun autre lobby, ils sont activement en train de briser les deux derniers remparts qui pourraient ralentir leur activité, la possibilité de réglementation des États et la liberté de choix des consommateurs.

Face à l'Organisation mondiale du commerce (OMC), et à son organe, le *Codex alimentarius*, qui impose les critères sanitaires internationaux pour les produits alimentaires, les États ne peuvent pas interdire la commercialisation d'un produit alimentaire pour des raisons d'environnement ou de santé s'il a eu le feu vert du Codex. Ainsi, les États-Unis accusent l'Union européenne de ne pas respecter les accords de l'OMC lorsqu'elle s'oppose à l'importation de viande dopée aux hormones, en s'appuyant sur les décisions du *Codex alimentarius*, selon lequel la viande ou le lait aux hormones ne provoquent pas de problèmes de santé, même si des doutes subsistent quant à cette évaluation. C'est sur la base de ces doutes que l'Union européenne a fait appel de la décision de l'OMC.

Ce sont également les règles de l'OMC qui permettent aux États-Unis d'imposer leurs OGM, mélangés à des produits conventionnels, à l'Union européenne, et cela malgré la réticence des consommateurs européens. Ce sont les règles de l'OMC qui empêchent l'Union européenne d'imposer un étiquetage clair sur les produits alimentaires dérivés d'OGM et la ségrégation des cultures transgéniques et des cultures conventionnelles. Lorsque l'autorisation du maïs transgénique a été accordée à Novartis par la Commission européenne en décembre 1996, la commissaire européenne à la consommation a fait justement remarquer qu'elle regrettait que cette décision ait été prise en fonction d'intérêts économiques plutôt que dans l'intérêt des consommateurs. Mais les représentants américains du Commerce avaient fait savoir de leur côté qu'une interdiction, ou même une demande de ségrégation ou d'étiquetage compréhensif, les pousserait à attaquer l'Union européenne devant l'OMC. Le forcing autour de la commercialisation des OGM et de l'alimentation dérivée d'OGM montre à l'évidence la fragilité du pouvoir politique devant les règles économiques et les failles de nos démocraties dès lors qu'il s'agit de s'opposer aux multinationales des sciences de la vie.

Refuser la « vie Meccano »

Au niveau génétique, nous ne nous distinguons guère de l'ensemble des organismes vivants de la planète que par l'ordre des lettres qui constituent notre ADN, et la longueur du livre que cette succession de lettres écrit. Notre patrimoine génétique est fait des mêmes quatre lettres de l'alphabet universel de la vie, les quatre bases de l'ADN, que celles des microbes ou des champignons. La seule différence est que le livre est plus long. Mais sa structure ne diffère que pour 1 % de celle du livre des chimpanzés. Le génie génétique, qui ramène toute la vie à cet alphabet, nous rapproche ainsi de toutes les formes de vie sur le plan de leur analyse conceptuelle élémentaire.

Les intérêts commerciaux qui se profilent derrière le génie génétique, plutôt que de nous conduire à respecter la vie de la planète dont nous sommes partie prenante, tendent à considérer également l'espèce humaine comme un « Meccano » que l'on peut reproduire ou améliorer à volonté. La banalisation de la transgenèse, végétale ou animale, fait perdre de vue l'essence de la vie et son caractère supérieur. L'âme s'est perdue dans le génome. Ce n'est pas dans les

chromosomes que l'on trouve l'humanité. Le génie génétique réduit les organismes vivants, jusqu'aux êtres humains,
à de simples marchandises.

À partir du moment où l'on ne considère la vie qu'à
travers le prisme des gènes, où l'on commence à bricoler
la vie comme un jeu de construction, il devient extrêmement
difficile de justifier de la différence entre l'humain et le reste
du vivant planétaire. Manipuler les génomes des plantes,
c'est à coup sûr se préparer à manipuler l'espèce humaine.

Les barrières morales que s'impose la société sur les
limites à ne pas dépasser dans la manipulation de l'espèce
humaine tombent, l'une après l'autre, au fur et à mesure
de l'évolution des connaissances des technologies du vivant.
Si un gène n'est en fait qu'une grosse molécule avec une
fonction précise, quelle est la raison morale de ne pas
l'« améliorer » pour l'espèce humaine ? Qu'y a-t-il de si
condamnable à modifier des gènes, si c'est pour l'amélioration de la condition humaine ? Des scientifiques se déclarent déjà prêts à fabriquer des clones humains tandis que
d'autres prétendent que la création d'êtres humains transgéniques, résistants à certaines maladies, ne serait moralement
pas très différente de la vaccination...

La rapidité avec laquelle les autorités scientifiques et politiques ont réagi après l'annonce de la naissance de Dolly, la
première brebis clonée, témoigne de ce que l'instrumentalisation de la vie, dont elle est le dernier avatar, pourrait ne
pas s'arrêter aux règnes végétal ou animal, mais atteindre
l'homme. Lorsque l'on peut manipuler des gènes dans une
cellule, ce qui est possible pour n'importe quel organisme
vivant, et en particulier pour les mammifères, le devient
théoriquement pour l'homme. Le clonage d'une brebis, puis
d'une brebis transgénique, nommée cette fois Polly, enfin
d'un embryon humain, nous a brutalement rapprochés des
possibilités effrayantes de manipulations génétiques
humaines.

Ce n'est que très rarement que des chefs d'État et des
autorités religieuses réagissent aussi rapidement après
l'annonce d'un événement scientifique. Quelques mois seulement après cette naissance, le 11 novembre 1997,
l'UNESCO adoptait à Paris une « Déclaration universelle
sur le génome humain et les droits de l'homme » à

l'unanimité des cent quatre-vingt-dix États signataires. Il s'agit là assurément d'un temps record si l'on se réfère aux durées habituelles des négociations de conventions ou de traités internationaux. La déclaration stipule que le génome humain est patrimoine de l'humanité et que des pratiques contraires à la dignité humaine, telles que le clonage à des fins de reproduction d'êtres humains, ne doivent pas être permises.

La rapidité de la réaction des chefs d'État était nécessaire, car les nouvelles technologies font vite changer les esprits, et les mirages présentés par les marchands de génie génétique ne laissent guère le temps de la réflexion. Certains scientifiques demandent déjà au nom de quoi on interdirait les recherches dans le domaine du clonage humain. Tous ont d'excellentes raisons morales pour poser ces questions. Cependant, le fait que des scientifiques déclarent qu'ils sont quasiment prêts à ouvrir des cliniques de clonage privées pour soulager la détresse de couples stériles pose des questions troublantes quant aux applications possibles des nouvelles techniques génétiques. Ainsi, certains chercheurs estiment que cette « nouvelle technique de reproduction » sera bientôt acceptée, comme l'ont été en leur temps l'insémination artificielle, la fécondation *in vitro* et la congélation d'embryons humains. Les marchés potentiels du clonage et de la culture d'embryons sont gigantesques. Il n'est pas sûr que les barrières morales et les chartes de bioéthique constituent une digue suffisante face aux excès prévisibles de savants devenus littéralement fous.

Par la vision étroitement « génétomaniaque » dont elle procède, la manipulation génétique des produits alimentaires contribue à l'instrumentalisation et à la marchandisation du vivant. Ces dernières pourraient bien pousser l'homme à oublier sa propre humanité pour en arriver à croire qu'il n'est qu'un simple assemblage de gènes manipulables au gré du progrès.

Références bibliographiques

[1] E. O. WILSON et F. M. PETER (éds), *Biodiversity*, Nat. Acad. Press, Washington, 1988.

[2] Michel CHAUVET et Louis OLIVIER, *La Biodiversité, enjeu planétaire*, Le Sang de la Terre, Paris, 1993.

[3] Bernard CHARBONNEAU, *Un festin pour Tantale*, Le Sang de la Terre, Paris, 1997.

[4] Axel KAHN, *Société et révolution biologique. Pour une éthique de la responsabilité*, INRA Éditions, Paris, 1996.

[5] Louis-Marie HOUDEBINE, *Le Génie génétique. De l'animal à l'homme ?* Flammarion, coll. « Dominos », Paris, 1996.

[6] Claudine GUÉRIN-MARCHAND, *Les Manipulations génétiques*, Presses universitaires de France, coll. « Que sais-je ? », Paris, 1997.

[7] Axel KAHN (sous la dir. de), *Les Plantes transgéniques en agriculture. Dix ans d'expérience de la commission du génie biomoléculaire*, John Libbey Eurotext, 1996.

[8] *Commission du génie biomoléculaire, activité en 1996*, ministère de l'Agriculture et de la Pêche, ministère de l'Environnement, Paris, 1997.

[9] C.S. BAKER et S.R. PALUMBI, « Which whales are hunted ? A molecular genetic approach to monitoring », *Whaling. Science*, n° 265, p. 1538-1539, 1994.

[10] Leonard HOROWITZ, *La Guerre des virus. Sida et Ebola, naturel, accidentel ou intentionnel ?*, Éd. Félix, Tourettes-sur-Loup, 1997.

[11] P. G. DE RUYTER *et al.*, « Food-grade controlled lysis of Lactococcus lactis for accelerated cheese ripening », *Nature Biotechnol*, vol. 15, n° 10, p. 976-979, 1997.

213

[12] PURE FOOD CAMPAIGN, *What's Wrong with Genetically Engineered Foods ?*, Washington, DC, 1995.

[13] A Correspondence from Eleanor Chelimsky, Assistant Controller General, General Accounting Office, to Donna E. Shalala, Secretary of Health and Human Services, 2 mars 1993.

[14] Michael HANSEN, *Testimony Before the Joint Meeting of the Food Advisory Committee on Whether to Label Milk From rBGH-Treated Cows*, by Michael K. Hansen, Ph.D, 6 mai 1993.

[15] Margaret MASON, « Milk ? It May Not Do a Body Good », *The Washington Post*, 7 mars 1994.

[16] S.S. EPSTEIN, « Potential public health hazards of biosynthetic milk hormones », *Int. Journal of Health Services*, vol. 20, n° 1, p. 73-84, 1990.

[17] AMERICAN MEDICAL ASSOCIATION, COUNCIL ON SCIENTIFIC AFFAIRS, « Biotechnology and the american agriculture industry », *JAMA*, n° 265, p. 1429-1436, 1991.

[18] Michael R. TAYLOR, « Interim guidance on the voluntary labeling of milk and milk products from cows that have not been treated with recombinant bovine somatotropin », *Federal Register*, vol. 59, n° 28, p. 6279-6280, 10 février 1994.

[19] *Monsanto Company : Licensing 21st Century Technology*, Harvard Business School, n° 9, p. 597-038, octobre 1996.

[20] EUROPEAN COMMISSION, *Biotechnology and the White Paper on Growth, Competitiveness and Employment, Preparing the Next Stage*, Communication from the Commission to the Council, the European Parliament and the Economic and Social Committee, 1994.

[21] P. LUCAS *et al.*, *European Biotech 96 Volatility and Value*, Ernst and Young's Third Annual Report in the Biotechnology Industry, 1996.

[22] « Trial failure sends biotech shares plummeting », *Nature*, n° 367, p. 446, 29 mai 1997.

[23] P. FEUILLET et J. RAJNCHAPEL-MESSAÏ, « Agriculture, agro-industrie : un partenariat à maîtriser », *Biofutur*, vol. 23, n° 3, 1992.

[24] P. JOLY et C. DUCOS, *Les Artifices du vivant*, INRA, Paris, 1993.

[25] OCDE, *Biotechnologie, agriculture et alimentation*, 1992.

[26] J.W. POWER, « Industries : nouer des alliances ou disparaître », *Biofutur*, n° 172, novembre 1997.

[27] Novartis, 1997, chiffres et données.

[28] « The biotech battle over the golden crop », *Seedling*, vol. 13, n° 3, octobre 1996.

[29] « Hoechst met officiellement en vente toutes ses activités », *Les Échos*, 25 septembre 1997, p. 22.

[30] « Zeneca Agrochemicals Buys Interest in Exseed Genetics LLC », *Business Wire*, 11 décembre 1997.

[31] « Garst and Dow Elanco Sign Agreement On transformation Technology », *Business Wire*, 18 décembre 1997.

[32] A. TURGOT, « Du Pont : 10 milliards de francs dans la génétique agricole », *Valeurs Vertes*, 1997, sept./oct. 1997, p. 40-41.

[33] S. A. HASSAN *et al.*, « Results of the fourth joint pesticide testing programme carried out by the IOBC/WPRS-Working Group Pesticides and Beneficial Organisms », *J. Appl. Ent.*, n° 105, p. 321-329, 1988.

[34] A. TOWLE, *Modern Biology*, TX : Holt, Rinehart and Winston, Austin, p. 342, 1989.

[35] G.S. JOHAL et J.E. ROTRE, « Glyphosate hypersensitivity and phytotoxin accumulation in the incompatible bean anthracnose host-parasite interaction », *Physiol. Molec. Plant Pathol.*, n° 32, p. 267-281, 1988.

[36] P. MEKWATANAKAM et K. SIVASSITHAMPARAM, « Effect of certain herbicides on soil microbial populations and their influence on saprophytic growth in soil and pathogenicity of take-all fungus », *Biol. Fertil. Soils*, n° 5, p. 175-180, 1987.

[37] EPA, Office of Pesticide Programs, Special Review and Reregistration Division, *Reregistration Eligibility Decision (RED) : Glyphosate*, Washington DC, 1993.

[38] M. NEWTON *et al.*, « Fate of glyphosate in an Oregon forest ecosystem », *J. Agr. Food Chem.*, n° 32, p. 1144-11451, 1984.

[39] M. MÜLLER *et al.*, « Fate of glyphosate and its influence on nitrogen-cycling in two Finnish agricultural soils », *Bull. Environ. Contam. Toxicol.*, n° 27, p. 724-730, 1981.

[40] D. N. ROY *et al.*, « Persistence, movement and degradation of glyphosate in selected Canadian boreal forest sites », 1989.

[41] N. T. L. TORATENSON, L. N. LUNDGREN et J. STONSTRÖM, « Influence of climate and edaphic factors on persistance of glyphosate and 2,4-D in forests soils », *Eco. Environ. Safety*, n° 18, p. 230-239, 1989.

[42] W.S. PEASE *et al.*, *Preventing Pesticide-Related Illness in California Agriculture : Strategies and Priorities*, Environmental Health Policy Program Report, Berkeley, CA, University of California, School of Public Health, California Policy Seminar, 1993.

[43] J. C. ROBINSON *et al.*, *Pesticides in the Home and Community : Health Risks and Policy Alternatives*, Environmental Health Policy Program Report, Berkeley, CA, University of California, School of Public Health, California Policy Seminar, 1994.

[44] WORLD HEALTH ORGANIZATION, UNITED NATIONS ENVIRONMENT PROGRAMME, INTERNATIONAL LABOUR ORGANIZATION, *Glyphosate, Environmental Health Criteria n° 159*, Genève, Suisse, 1994.

[45] C. COX, « Glyphosate, part 2 : Human exposure and ecological effects », *Journal of Pesticide Reform*, vol. 15, n° 4, p. 14-20, 1995.

[46] A.J. COXARIA et N.P. CAIN, « Residues of glyphosate and its metabolite AMPA in strawberry fruit following spot and wind applications », *Can. J. Plant Sci.*, n° 72, p. 1359-1365, 1992.

[47] D.N. ROY *et al.*, « Uptake and persistence of the herbicide glyphosate (Vision) in fruit of wild blueberry and red raspberry », *Can. J. for. Plant*, n° 69, p. 842-847, 1989.

[48] Y. WANG *et al.*, « Accumulation of 2,4-D and glyphosate in fish and water hyacinth », *Water Air Soil pollut.*, n° 74, p. 987-403, 1994.

[49] L.C. FOLMAR *et al.*, « Toxicity of the herbicide glyphosate and several of its formulations to fish and aquatic invertebrates », *Arch. Environ. Contam. Toxicol.*, n° 8, p. 269-278, 1979.

[50] A.R. MYERSON, « Breeding seeds of discontent ; cotton growers say strain cuts yields », *The New York Times*, 19 novembre 1997.

[51] GREENPEACE, *Pétition à l'Agence américaine de protection de l'environnement à propos des plantes transgéniques contenant un gène issu de* Bacillus thuringiensis, exposé des faits, 16 septembre 1997.

[52] M. LAPPE et B. BAILEY, *Genetically Engineered Cotton in Jeopardy*, Center for Ethics and Toxics, Gualala, CA, 10 septembre 1997.

[53] « Cotton development project launched in northeast », *Gazeta Mercantil on line*, 28 octobre 1997.

[54] « Calgene battling on Two Front », *US National Biotechnology Impact Assessment Program Newsletter*, mai 1995.

[55] « Whither the Flavr Savr ? », *US National Biotechnology Impact Assessment Program Newsletter*, mars 1996.

[56] E. ONSTAD, « Monsanto gene sugar beet refined by mistake », *Reuters*, Amsterdam, 3 décembre 1997.

[57] ACADÉMIE DES SCIENCES, *La Brevetabilité du génome*, rapport de l'Académie des sciences, n° 32, février 1995.

[58] M. BAUMANN *et al.*, *The Life Industry : Biodiversity, People and Profits*, Intermediate Technology Publications, Londres, 1996.

[59] *New Scientist*, 24 septembre 1994, p. 4.

[60] RAFI, « *Biopiracy Update* US patents claim exclusive monopoly, control of food crop, medicinal plants, soil microbes and traditional knowledge from the South », Rural Advancement Foundation International, communiqué de presse, décembre 1996.

[61] Dr Ho MAE-WAN, *Genetic Engineering. Dreams or Nightmares. The Brave New World of Bad Science and Big Business*, Research Foundation for Science, Technology and Ecology et Third World Network, 1997.

[62] J.G. PEREZ, *Planète transgénique*, L'Espace bleu, Paris, 1997.

[63] G. M. WAHL, « Effect of chromosomal position on amplification of transfected genes in animal cells », *Nature*, n° 307, p. 516-520, 1984.

[64] E. C. COOKING, « Plant cell and tissue culture », *in* J.L. MARX (éd.), *A Revolution in Biotechnology*, Cambridge University Press, Cambridge, New York, p. 119-129, 1989.

[65] N. PERLAS, « Dangerous trends in agricultural biotechnology », *Third World Resurgence*, n° 38, p. 15-16, 1995.

[66] « The Case of the Competitive Rhizobia », *US National Biotechnology Impact Assessment Programme Newsletter*, mars 1991.

[67] J. CAIRNS Jr et D.R. ORVOS, « Establishing Environmental Hazards of Genetically Engineered Microorganisms », *Reviews of Environmental Contamination and Toxicology*, vol. 124, p. 19, 1992.

[68] M.T. HOLMES et E.R. INGHAM, « Abstract for 79th Annual Ecological Society of America », suppl. to *Bull. Ecol. Soc. Am.*, 7S 2, 1994.

[69] J. D. DOYLE *et al.*, « Effects of genetically engineered microorganisms on microbial populations and processes in natural habitats », *Advances in Applied Microbiol.*, vol. 40, p. 237, 1995.

216

[70] T. Inose et K. Murata, « Enhanced accumulation of toxic compound in yeast having high glycolytic activity ; a case study on the safety of genetically engineered yeast », *Int. J. of Food Sci. And Technol.*, vol. 30, p. 141, 1995.

[71] P. Meyer *et al.*, « Endogenous and Environmental factors influence 35S promoter methylation of a maize A1 gene construct in transgenic petunia and its colour phenotype », *Mol. Gen. Genet.*, vol. 231, p. 345, 1992.

[72] J.E. Brandle *et al.*, « Instability of Transgene Expression in Field Grown Tobacco Carrying the CSr-1-1 gene for Sulphonylurea Herbicide Resistance », 1995.

[73] *Farmers Weekly*, « Monsanto recalls GM seeds in regulation scare », 2 mai 1997.

[74] C.E. Rexroad *et al.*, Transferrin- and Albumin-Directed Expression of Growth-related Peptides in Transgenic Sheep, *J. of Animal Sci.*, vol. 69, p. 2995, 1991.

[75] V.G. Pursel *et al.*, « Genetic Engineering of Livestock », *Science*, vol. 244, p. 1281, 1989.

[76] S. Lin *et al.*, « Integration and germ-line transmission of a pseudotyped retroviral vector in zebrafish », *Science*, n° 265, p. 666-669, 1994.

[77] T. Hoffman *et al.*, « Foreign DNA sequences are received by a wild-type strain of Aspergillus niger after co-culture with transgenic higher plants », *Current Genetics*, n° 27, p. 70-76, 1994.

[78] H.C.J.C. Cremers et H.F. Groot, *Survival of E. Coli K12 on Laboratory Coats Made of 100 % Cotton*, RIVM report, n° 719102009, 1991.

[79] D. MacKenzie, « Clean White Coats spread Mutant Microbes », *New Scientist*, p. 11, 21 mars 1992.

[80] OMS, rapport 1996.

[81] A.M. Timmons *et al.*, *Aspects of Environmental Risk Assessment for Genetically Modified Plants with Special Reference to Oilseed Rape*, Scottish Crop Research Institute, Annual Report., SCRI, Invergowrie, Dundee, Scotland, 1994.

[82] H. Oka, « Ecology of wild rice planted in Taiwan », *Bot. Bull. Acad. Sinica*, n° 33, p. 75-84, 1992.

[83] R. L. Carson, *Le Printemps silencieux*, Le Livre de poche, Paris, 1972.

[84] A. F. Krattiger, « Insect resistance in crops : a case study of Bacillus thuringiensis (Bt) and its transfer to developing countries », *ISAAA Briefs*, n° 2, 1997.

[85] W.H. McGaughey et M.E. Whalon, « Managing Insect resistance to *Bacillus thuringiensis* Toxins », *Science*, n° 258, p. 1451, 27 novembre 1992 .

[86] Fed. Reg. 14445, *Noting that Cabbage Loopers and Diamondback Moth Caterpillars Have Developed Resistance to Bt*, 27 février 1981.

[87] M.E. Whalon et D.L. Norris, « Resistance management for transgenic *Bacillus thuringiensis* plants », *Biotechnology and Development Monitor*, p. 8-12, décembre 1996.

[88] F. Gould *et al.*, « Initial frequency of alleles for resistance to *Bacillus thuringiensis* toxins in field populations of Heliothis virescens », *Proc. Natl. Acad. Sci.*, n° 94, p. 3519-3523, 1997.

[89] B.E. Tabashnik *et al.*, « One gene in diamondback moth confers resistance to four *Bacillus thuringiensis* toxins », *Proc. Natl. Acad. Sci.*, n° 94, p. 1640-1644, 1997.

[90] G.R. Zhu *et al.*, « Insecticide resistance and management of diamondback moth and imported cabbage worm in P. R. China », *Resistant Pest Management Newsletter*, vol. 3, n° 2, p. 25-26, 1991.

[91] L.S. Bauer, « Resistance : a threat to the insecticidal crystal proteins of bacillus thuringiensis », *Florida Entomologist*, n° 78, p. 414-443, 1995.

[92] I. Skogsmyr, « Gene dispersal from transgenic potatoes to conspecifics : a field trial », *Theor. Appl. Genet*, n° 88, p. 770-774, 1994.

[93] Société anonyme Ciba-Geigy, *Application for Placing on the Market a Genetically Modified Plant (Maize Protecting itself against Corn Borers), According to Part C of Directive 90/220/EC and Commission Decision 92/146/EC, Part A*, submitted by Société anonyme Ciba-Geigy to Commission d'étude de la dissémination des produits issus du génie biomoléculaire, ministère de l'Agriculture et de la Pêche, France, novembre 1994, B 13, C 1.3.1., appendix C-8, 1994.

[94] G. Venkateswerlu et G. Stotzky, « Binding of the protoxin and toxin proteins of bacillus thuringiensis subsp. kurstaki on clay minerals », *Curr. Microbiol.*, n° 25, p. 225-233, 1992.

[95] S. Kuwata *et al.*, « Reciprocal phenotype alterations between two satellites RNAs of cucumber mosaic virus », *J. Gen. Virol.*, n° 72, p. 2385-2389, 1991.

[96] R. Allison, *RNA Plant Virus Recombination*, Proceedings of USDA-APHIS/AIBS Workshop on Transgenic Virus-resistant Plants and New Plant Viruses, avril 1995, Beltsville, Maryland, États-Unis, 1995.

[97] F. Saldman, *Les Nouveaux Risques alimentaires*, Ramsay, Paris, 1997.

[98] M. Nestle, « Allergies to transgenic foods », *New England J. of Medicine*, n° 334, p. 726-728, 1996.

[99] C. Gorman, « Germ Warfare. A drug-resistant staph strain has doctors on edge », *Time*, 1er septembre 1997.

[100] V. Perreten *et al.*, « Antiobiotic resistance spread in food », *Nature*, vol. 389, p. 801-802, 23 octobre 1997.

[101] E.J. Threlfall *et al.*, « Incidence croissante de la résistance au triméthoprime et à la ciprofloxacine de *Salmonella typhimurium* DT104 épidémique en Angleterre et au pays de Galles », *Eurosurveillance*, vol. 2, n° 11, novembre 1997.

[102] M. Perez, « Lourdes menaces sur l'efficacité des antibiotiques », *Le Figaro*, 18 novembre 1997.

[103] R. Schubbert *et al.*, « Ingested foreign (phage M13) DNA survives transiently in the gastro-intestinal tract and enters the bloodstreams of mice », *Mol. Gen. Genet.*, 242 : 495-504, 1994.

[104] J.R. Saunders et V.A. Saunders, « Genotypic and phenotypic methods for the detection of specific released microorganisms », *in* C. Edwards (éd.), *Monitoring Genetically Manipulated Organisms in the Environment*, John Wiley & Sons Ltd, New York, 1993, p. 27-59.

[105] F. Doucet, « Conjugal transfer of genetic information in gnotobiotic mice » ; J.-F. Guillot et J.-L. Boucaud, « In vivo transfer of a conjugative plasmid between isogenic *Escherischia coli* strains in the gut of chickens, in the presence and absence of selective pressure », *in* M. J. Gauthier (éd.), *Microbial Releases*, Springer Verlag, Berlin, 1992.

[106] V. Tardieu, *La génétique menace-t-elle l'alimentation ?*, dossier *Science et Vie*, n° 950, novembre 1996.

[107] A.N. Mayeno et G.J. Gleich, « Eosinophilia-myalgia syndrome and tryptophane production : a cautionary tale », *Trends in Biotechnology*, vol. 12, p. 37, 1994.

[108] P.F. D'Arcy, « L-tryptophan : eosinophilia-myalgia syndrome », *Adverse Drug Reactions and Toxicol. Review*, vol. 14, p. 37, 1995.

[109] MAFF, *BSE : A Summary of Developments over the Past Twelve Months*, 20 mars 1997.

[110] Parliamentary Office of Science and Technology, Technical Report, *BSE and CJD : Science, Uncertainty and Risk*, avril 1996.

[111] J. Sheppard, *From BSE to Genetically Modified Organisms : Science, Uncertainty and the Precautionary Principle*, Greenpeace Report, juillet 1997.

[112] Southwood Report, *Report of the Working Party on BSE*, MAFF, 3 février 1989.

[113] Débat du Parlement du Royaume-Uni, 21 mai 1990.

[114] S. B. Prusiner, « Scrapie prions », *Annual Review of Microbiology*, n° 43, p. 345-374, 1989.

[115] Panorama, « The Great british beef fiasco », *BBC-TV*, 17 juin 1996.

[116] E. Hoyt, *La Conservation des plantes sauvages apparentées aux plantes cultivées*, IBPGR, UICN, WWF, BRG, 1992.

[117] V. D. Bijmman et J. Doel, *The Impact of Biotechnology on Living and Working Conditions in Western Union and the Third World*, Univ. of Amsterdam, doc. n° 85-1.3.5-3030-16, avril 1986.

[118] *Business Week*, 15 octobre 1984, p. 26.

[119] H. Hobbelink, *New Hope or False Promise ? Biotechnology and Third World Agriculture*, The International Coalition for Development Action, avril 1987.

[120] Union of Concerned Scientists, 1997, http ://www.ucusa.org.

[121] M. Vigy, « Les publications médicales sous influence », *Le Figaro*, 20 janvier 1998.

[122] Règlement (CE) 258/97 sur les nouveaux aliments et ingrédients, février 1997.

_poisson dans les fraises*

[123] « US says EU genetic-labeling proposal sets bad trade prece-
dent », *Inside US Trade*, 4 avril 1997.
[124] M. KRANTZ, « An inedible beef stew », *Time*, 1 septembre
1997.

Glossaire

Acide aminé : portion élémentaire d'une protéine. L'ordre et l'agencement des acides aminés dans la protéine sont codés par les nucléotides de l'ADN.

ADN : acide désoxyribonucléique C'est le constituant des chromosomes, une très grande molécule en forme de double hélice. Elle est constituée de nucléotides, dont l'ordre constitue le code génétique, l'ensemble des instructions qui permettent aux cellules et aux organismes de fonctionner.

ADN recombinant : ADN formé par recombinaisons (réarrangements génétiques) de fragments d'ADN d'origines différentes.

Agrobacterium tumefaciens : bactérie du sol qui a la propriété d'infecter les cellules végétales et d'échanger avec elles du matériel génétique, c'est-à-dire des petits morceaux d'ADN.

Agrobacterium rhyzogenes : bactérie du sol qui a la propriété d'infecter les cellules des racines des végétaux et d'échanger avec elles du matériel génétique, c'est-à-dire des petits morceaux d'ADN.

Allèle : forme particulière d'un gène. Les gènes peuvent se présenter sous différentes formes, conditionnant ses fonctions (comme la résistance à un insecticide chez les insectes), que l'on nomme allèles.

ARN : acide ribonucléique. De même structure que l'ADN, l'ARN ne comporte qu'un brin, complémentaire d'un brin de l'ADN. Il existe plusieurs sortes d'ARN, qui concourent aux fonctions de reproduction et de synthèse des protéines programmées dans l'ADN.

Biomasse : masse totale de matière vivante rapportée à une surface ou un milieu.

Biodiversité : diversité du monde vivant, aux niveaux des populations, des espèces et des écosystèmes.

Biotechnologie : technologie du vivant. La biotechnologie englobe tous les procédés qui utilisent de la matière vivante comme agent de production.

Capside : la capside d'un virus est l'enveloppe (*coat* en anglais) du matériel génétique, sous forme d'ARN, des virus végétaux. Elle est constituée généralement d'une protéine unique. La résistance d'une plante à une maladie virale par transgenèse s'obtient le plus souvent en incorporant au génome de la plante le gène codant pour la protéine de la capside du virus.

Choc anaphylactique : manifestation soudaine et violente d'une allergie (éruption cutanée, par exemple), liée à l'augmentation de la sensibilité de l'organisme à l'égard d'une substance ingérée, même en quantité minime.

Chromosome : les chromosomes sont les supports des gènes, composés de la molécule d'ADN, et portent les gènes.

Cosmide : un cosmide est une construction artificielle, hybride de plasmide et de virus bactérien, utilisé comme vecteur pour le transfert de gène.

Dicotylédone : une plante dicotylédone est une plante dont l'embryon est formé de deux parties identiques, les cotylédons.

Dioxine : sous-produits de la fabrication ou de l'incinération de composés chlorés, les dioxines comptent parmi les polluants atmosphériques les plus toxiques et sont très persistants.

Enzyme : substance protéique qui accélère une réaction biochimique.

Enzyme de restriction : enzyme bactérienne qui coupe l'ADN en des sites spécifiques. Ce sont les ciseaux des biologistes moléculaires.

Épizootie : l'équivalent de l'épidémie chez les animaux.

Équivalence substantielle : le concept d'équivalence substantielle vient de l'idée que des organismes existants utilisés comme sources alimentaires ou ingrédients alimentaires peuvent servir de base de comparaison pour l'évaluation de la sécurité sanitaire de la consommation par les hommes d'un aliment ou d'un ingrédient alimentaire qui a été modifié ou qui est nouveau. Si un aliment ou un composé alimentaire nouveau est considéré substantiellement équivalent à un aliment ou un composé alimentaire existant, il peut être traité de la même façon quant à sa sécurité, selon le comité scientifique pour l'alimentation humaine de la Commission européenne.

Gène : morceau d'ADN défini, localisé sur un chromosome et responsable de la production des caractères héréditaires.

Génie génétique : ensemble des techniques visant à introduire un gène étranger dans un organisme pour modifier son matériel génétique.

Génome : ensemble des gènes d'un individu ou d'une population.

Génotype : patrimoine génétique d'un individu dépendant des caractères hérités de ses parents, qu'ils soient exprimés ou non.

Germoplasme : ensemble des ressources génétiques d'une variété, race ou espèce.

Hybride : qui provient du croisement d'espèces ou de variétés différentes. Les hybrides sont en général stériles. Dans le cas des plantes, les hybrides ont de meilleurs rendements, mais leur stérilité contraint les agriculteurs à racheter des semences tous les ans.

Hypophyse : glande située à la base du crâne et reliée au cerveau par la tige pituitaire. Elle sécrète plusieurs hormones qui agissent sur d'autres glandes endocrines.

Intrant : produit utilisé en agriculture pour aider à la production : engrais, pesticides, etc.

Lignée : une lignée est composée par l'ensemble des descendants d'un individu. Lorsqu'elle a un taux d'homozygotie proche de 100 %, c'est-à-dire que leurs graines donneront des individus semblables, la lignée est dite pure.

Métabolisme : ensemble des réactions chimiques et physicochimiques qui permettent la vie dans les cellules et les organismes.

Monocotylédone : une plante monocotylédone est une plante dont l'embryon est formé d'une partie unique, nommée cotylédon.

Nucléotide : c'est le constituant élémentaire des acides nucléiques (ADN et ARN), composé d'une des quatre bases (adénine, cytosine, guanine et thymosine), d'un phosphate et d'un sucre. La séquence des nucléotides constitue le code génétique d'un organisme.

Obtenteur : créateur de nouvelles variétés, ou cultivars, pour l'agriculture.

Organo-chloré : composé organique contenant du chlore. Les organo-chlorés sont des produits de synthèse (n'existent pas naturellement), très stables et rémanents dans l'environnement. Un grand nombre de pesticides ont été des organo-chlorés (D.D.T., lindane, par exemple), mais leur toxicité et leur rémanence ont conduit les autorités mondiales à demander progressivement leur interdiction. Leur élimination pose cependant de gros problèmes, car leur incinération conduit à la production de dioxines.

Peptide : enchaînement relativement court d'acides aminés, protéine simplifiée.

Phage : virus à ADN ou ARN qui infecte des bactéries et provoque leur lyse (éclatement).

Phénotype (phénotypique) : ensemble des manifestations d'ordre physiques du génotype.

Phytopathogène : responsable de maladies des plantes.

Plasmide : petit fragment d'ADN circulaire que l'on trouve naturellement dans les bactéries, en dehors des chromosomes, et qui se réplique de façon autonome en utilisant les enzymes et l'énergie de la bactérie.

Pneumocoque : bactérie responsable d'infections.

Protéine : grosse molécule constituée de nombreux acides aminés. Les protéines représentent une part importante des molécules constituant les organismes vivants et interviennent dans les réactions biochimiques du métabolisme.

Réacteur : cuve dans laquelle des micro-organismes sont maintenus en incubation afin de fabriquer différents types de molécules.

Séquençage : détermination de l'ordre d'enchaînement des constituants (les bases) de l'ADN. Le projet de séquençage du génome humain, consistant à déterminer l'ordre des trois milliards de base de l'ADN humain, pourrait être mené à terme avant l'an 2005.

Transgène : c'est le nom donné au gène étranger que l'on a introduit dans le patrimoine génétique d'un autre organisme vivant.

Transgenèse : l'ensemble des procédés permettant le transfert d'un gène dans un organisme receveur.

Transgénique : l'organisme receveur d'un gène étranger dans une opération de transfert de gènes.

Xénotransplantation : transplantation d'organes à partir d'espèces étrangères.

Quelques lectures sur le sujet

Robert-Ali Brac de la Perrière et Arnaud Trollé (sous la dir. de), *Aliments transgéniques : des craintes révélatrices*, Éditions Charles Léopold Mayer, Paris, 1998.

Dorothée Benoit Browaeys, *Des inconnus dans... nos assiettes*, Raymond Castells Éditions, Paris, 1998.

Jérémy Narby, *Le Serpent cosmique. L'ADN et les origines du savoir*, Georg éditeur, 1995.

Jean-Marie Pelt, *Plantes et aliments transgéniques*, Fayard, Paris, 1998.

P. Philipon et C. Tastemain (éds), « Plantes transgéniques ; les graines de la discorde », *Biofutur*, 1998.

Jeremy Rifkin, *Le Siècle biotech*, La Découverte, Paris, 1998.

Gilles-Éric Séralini, *Le Sursis de l'espèce humaine*, Belfond, Paris, 1997.

« La société du gène : entre rêves et cauchemars », *Pratiques, les cahiers de la médecine utopique*, Indigène éditions, 1998.

Véronique Le Roy, « La dissémination d'OGM : la prudence est-elle possible ? », *Les Dossiers de l'environnement de l'INRA*, n° 12, INRA éditions, Paris, 1996.

Organismes génétiquement modifiés à l'INRA ; environnement, agriculture et alimentation, INRA éditions, 1998.

« OGM, essor des biotech et principe de précaution », *Courrier de la planète*, Solagral, 1998.

« Végétaux transgéniques, les enjeux pour la santé et l'environnement », *Pour, La revue du GREP*, n° 159, septembre 1998.

Génie génétique. Des chercheurs s'expriment, Ecoropa/ Sang de la Terre, Paris, 1997.

Guy PAILLOTIN et Dominique ROUSSET, « *Tais-toi et mange !* » *L'agriculteur, le scientifique et le consommateur*, Bayard Éditions, Paris, 1999.

Table

Cet ouvrage a été imprimé par la
SOCIÉTÉ NOUVELLE FIRMIN-DIDOT
Mesnil-sur-l'Estrée
pour le compte des Éditions La Découverte
en juin 1999

Composition : Facompo, Lisieux

Imprimé en France
Dépôt légal : avril 1999
N° d'impression : 47496
2ᵉ tirage